Mit freundlicher Empfehlung von

 The Diagnostic Specialist

Vitamin D in der Präventivmedizin

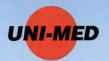

UNI-MED Verlag AG
Bremen - London - Boston

Prof. Dr. Armin Zittermann
Leiter der Studienzentrale Herzchirurgie
Herz- und Diabeteszentrum NRW
Georgstraße 11
32545 Bad Oeynhausen

Zittermann, Armin:
Vitamin D in der Präventivmedizin/Armin Zittermann.-
1. Auflage - Bremen: UNI-MED, 2010
(UNI-MED SCIENCE)
ISBN 978-3-8374-1249-9

© 2010   by UNI-MED Verlag AG, D-28323 Bremen,
            International Medical Publishers (London, Boston)
            Internet: www.uni-med.de, e-mail: info@uni-med.de

Printed in Europe

Das Werk ist urheberrechtlich geschützt. Alle dadurch begründeten Rechte, insbesondere des Nachdrucks, der Entnahme von Abbildungen, der Übersetzung sowie der Wiedergabe auf photomechanischem oder ähnlichem Weg bleiben, auch bei nur auszugsweiser Verwertung, vorbehalten.

Die Erkenntnisse der Medizin unterliegen einem ständigen Wandel durch Forschung und klinische Erfahrungen. Die Autoren dieses Werkes haben große Sorgfalt darauf verwendet, daß die gemachten Angaben dem derzeitigen Wissensstand entsprechen. Das entbindet den Benutzer aber nicht von der Verpflichtung, seine Diagnostik und Therapie in eigener Verantwortung zu bestimmen.

Geschützte Warennamen (Warenzeichen) werden nicht besonders kenntlich gemacht. Aus dem Fehlen eines solchen Hinweises kann also nicht geschlossen werden, daß es sich um einen freien Warennamen handele.

UNI-MED. Die beste Medizin.

In der Reihe UNI-MED SCIENCE werden aktuelle Forschungsergebnisse zur Diagnostik und Therapie wichtiger Erkrankungen "state of the art" dargestellt. Die Publikationen zeichnen sich durch höchste wissenschaftliche Kompetenz und anspruchsvolle Präsentation aus. Die Autoren sind Meinungsbildner auf ihren Fachgebieten.

Vorwort

Die Bedeutung von Vitamin D im Knochenstoffwechsel ist lange bekannt. So führt ein Vitamin D-Mangel bei Säuglingen zu Rachitis und bei Erwachsen zu Osteomalazie. Die Forschung der letzten 10-20 Jahre hat jedoch auch gezeigt, dass die Wirkungen von Vitamin D im menschlichen Körper weit über dessen Effekte im Knochen hinausgehen. Es zeichnet sich ab, dass Vitamin D eine zentrale Rolle im gesamten menschlichen Stoffwechsel spielt. Eine defizitäre Vitamin D-Versorgung kann daher weit reichende gesundheitliche Konsequenzen haben. Dieses Buch zeigt die Bedeutung von Vitamin D im Stoffwechsel auf, beschreibt die Versorgungslage mit Vitamin D in Deutschland und präsentiert neuere Daten über den Zusammenhang eines Vitamin D-Mangels mit verschiedenen Erkrankungen.

Bad Oeynhausen, im August 2010 *Armin Zittermann*

Inhaltsverzeichnis

1.	**Einführung**	**10**
1.1.	Allgemeines	10
1.2.	Historisches	10
2.	**Biosynthese und Stoffwechsel**	**14**
2.1.	Vitamin D-Synthese in der Haut	14
2.2.	Vitamin D-Stoffwechsel	16
3.	**Analytik und Beurteilung der Versorgungslage**	**22**
3.1.	Vitamin D-Analytik	22
3.2.	Stadien der Vitamin D-Versorgung	23
3.3.	Vitamin D-Versorgungslage	26
4.	**Zusammenhang zwischen Vitamin D, Calcium und Parathormon**	**30**
5.	**Vitamin D-Rezeptor-Knockout Mäuse**	**34**
6.	**Einfluss von Vitamin D auf Organfunktionen und Erkrankungen**	**36**
6.1.	Vitamin D und Muskelfunktion	36
6.2.	Vitamin D-Mangel und Frakturrisiko	37
6.3.	Kardiovaskuläre Erkrankungen	38
6.4.	Vitamin D und Niereninsuffizienz	42
6.5.	Vitamin D und Infektionen	44
6.6.	Vitamin D und Allergien	45
6.7.	Vitamin D und Diabetes mellitus	47
6.8.	Multiple Sklerose	48
6.9.	Sonnenexposition, Vitamin D und Tumorerkrankungen	50
6.10.	Weitere Vitamin D-assoziierte Erkrankungen	53
6.11.	Vitamin D und Mortalität	54
7.	**Optimierung der Vitamin D-Versorgung**	**58**
7.1.	Zufuhrempfehlungen für Vitamin D	58
7.2.	Vitamin D-Gehalt in Lebensmitteln	59
7.3.	Anreicherung von Lebensmitteln mit Vitamin D	59
7.4.	Vitamin D-Supplemente	61
7.5.	Vitamin D-Zufuhr	61
7.6.	Risikogruppen für einen Vitamin D-Mangel	62
7.7.	Orale Zufuhrmengen zur Erzielung eines adäquaten Vitamin D-Status	62
7.8.	Vitamin D-Intoxikationen	66
8.	**Fazit**	**70**
	Index	**72**

Einführung

1. Einführung

1.1. Allgemeines

Vitamin D nimmt unter den Vitaminen eine Sonderstellung ein, da der Mensch grundsätzlich in der Lage ist, es selbst zu synthetisieren. Voraussetzung hierfür ist jedoch, dass die Haut in ausreichendem Maße der ultravioletten (UV) Sonnenstrahlung der Wellenlänge 290 bis 315 nm (UVB-Strahlung) ausgesetzt wird. Vitamin D_2 (Ergocalciferol) und Vitamin D_3 (Cholecalciferol) kommen ebenfalls natürlicherweise in einigen wenigen Lebensmitteln vor.

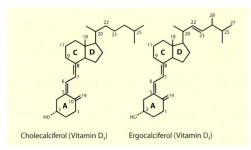

Abb. 1.1: Chemische Formeln von Ergocalciferol (Vitamin D_2) und Cholecalciferol (Vitamin D_3).

Aufgrund der Fähigkeit zur Synthese in der Haut ist Vitamin D für den Menschen nicht wirklich ein Vitamin. Die Haut weist hohe Konzentrationen an Cholesterol auf, das enzymatisch in 7-Dehydrocholesterol umgewandelt wird. Wenn man die Haut der UVB-Strahlung der Sonne aussetzt, führt dies zu einer photochemischen Umwandlung des 7-Dehydrocholesterols zu Prävitamin D_3, das wiederum rasch zu Vitamin D_3 umgewandelt wird. Das durch Sonnenstrahlen gebildete Vitamin D_3 ist die Vorstufe des aktiven Vitamin D-Hormons. Unter den oben genannten Bedingungen ist Vitamin D nicht als Vitamin anzusehen, da der Organismus es (unter Zuhilfenahme der Sonnenstrahlen) selbst synthetisiert hat. Bei fehlender UVB-Exposition der Haut (z.B. bei Europäern und Nordamerikanern im Winter bzw. bei vollständig verschleierten Frauen) oder bei Personen, die ausschließlich im Haus leben (z.B. Pflegebedürftige), besteht allerdings die absolute Notwendigkeit, dieses fettlösliche Vitamin regelmäßig mit der Nahrung aufzunehmen. Die Mengen, die oral aufgenommen werden müssen, liegen im Mikrogrammbereich, wobei tägliche Zufuhrmengen zwischen 5 und 100 μg diskutiert werden (siehe Kap. 7.1. + 7.7.). Der Umrechnungsfaktor von Mikrogramm in internationale Einheiten (I.E.), einem veralteten, aber insbesondere in der Medizin noch häufig verwendeten Ausdruck, beträgt 40, d.h. 1 μg = 40 I.E., bzw. 1 I.E. = 0,025 μg.

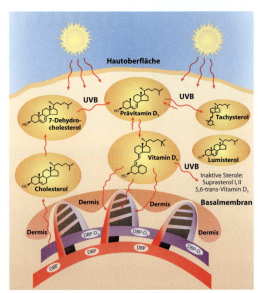

Abb. 1.2: Photosynthese von Vitamin D_3 in der Haut und Abbau zu den Vitamin D-unwirksamen Substanzen Lumisterol und Tachysterol. DBP: Vitamin D-bindendes Protein.

1.2. Historisches

Die erste wissenschaftliche Beschreibung eines Vitamin D-Mangels erfolgte 1645 durch Daniel Whistler und 1650 durch Francis Glisson. Sie schilderten in ihren Arbeiten die typischen Symptome der Vitamin D-Mangelkrankheit Rachitis bei Kindern. Während der Industrialisierung und Urbanisierung im 19. Jahrhundert und frühen 20. Jahrhundert nahm wegen der unzureichenden Sonnenexposition der Kinder in Europa und Nordamerika das Auftreten der Rachitis epidemieartige Ausmaße an. In manchen Gegenden betrug die Prävalenz bis zu 40-60 %, in nördlichen Städten mit dunklen Straßen und Hinterhöfen wie Boston sogar bis zu 80 %. Im Jahre 1909 wiesen bei Autop-

1.2. Historisches

sien 96 % der Kinder, die im Alter von 18 Monaten oder früher verstarben, histopathologische Hinweise einer Rachitis auf, was auf den ausgeprägten Zusammenhang zwischen Rachitis und einer damit einhergehenden erhöhten Sterblichkeit hindeutet. Um 1900 betrug die Mortalitätsrate bei Kindern unter 5 Jahren noch ca. 25 %. Sie fiel dann parallel mit der einsetzenden Rachitisprophylaxe auf 5 % im Jahre 1950 ab und beträgt heutzutage ungefähr noch 0,5 %.

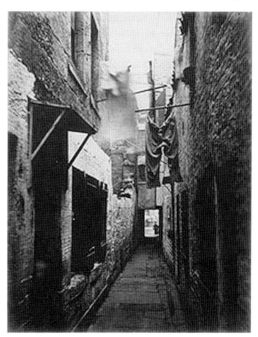

Abb. 1.4: Dunkle, enge Straßen und Hinterhöfe in den Städten des 19. Jahrhunderts begünstigten die Entstehung eines Vitamin D-Mangels bei Kindern.

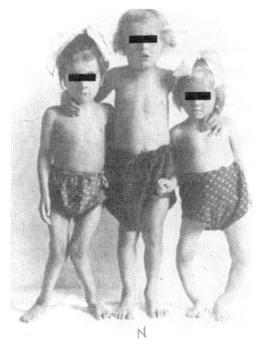

Abb. 1.3: Die beiden Kinder links und rechts weisen die typischen Skelettdeformationen der Rachitis auf (nach Holick, Am J Clin Nutr 2004;80:1678S-88S, © American Society for Nutrition).

In den Jahren 1919 bis 1920 erkannte Sir Edward Mellanby bei Experimenten mit Hunden, die er ausschließlich in geschlossenen Räumen aufzog, dass diese eine Rachitis entwickelten und das Defizit einer fettlöslichen Substanz in ihrer Nahrung hierfür der Auslöser war. Er nannte diese Substanz Vitamin A. Mc Collum und Mitarbeiter stellten jedoch später fest, dass es sich bei der Substanz, die Rachitis heilen kann, nicht um Vitamin A, sondern um Vitamin D handelt. Im Jahre 1923 identifizierten Goldblatt und Soames eine Substanz, die bei UV- oder Sonnenbestrahlung von 7-Dehydrocholesterol in der Haut einen Stoff ergab, die mit dem fettlöslichen Vitamin identisch war. Hess und Weinstock konnten bestätigen, dass Sonnenstrahlen und Vitamin D gleichwertige Effekte bei der Heilung von Rachitis erzielen. Die chemische Struktur der D-Vitamine wurde von Adolf Windaus an der Universität Göttingen aufgeklärt. Windaus erhielt im Jahre 1928 den Nobelpreis für Chemie für seine Arbeiten "über die Sterine und ihr Verhältnis zu den Vitaminen". Es dauerte allerdings noch einige Jahre, bis die chemisch Struktur der D-Vitamine in seinem Labor endgültig aufgeklärt wurde. Im Jahre 1932 konnte erstmals Vitamin D_2 durch UV-Bestrahlung von Ergosterol chemisch charakterisiert werden. Im Jahre 1936 wurde dann auch die chemische Struktur von Vitamin D_3 in Göttingen aufgeklärt und gleichzeitig gezeigt, dass Vitamin D_3 durch UV-Bestrahlung von 7-Dehydrocholesterol entsteht. Nahezu zeitgleich wurde festgestellt, dass die antirachitische Substanz von Lebertran mit dem gerade in seiner chemischen Struktur aufgeklärten Vitamin D_3 der Haut identisch ist.

Bereits im Jahre 1903 wurde der erste Nobelpreis für Vitamin D-bezogene Forschungsarbeiten an Nils Finsen aus Dänemark vergeben, ohne dass damals der Zusammenhang zum Vitamin D bereits bekannt war. Er erhielt den Nobelpreis für Medizin und Physiologie für seine Theorie zur Heilung von Lupus vulgaris (Hauttuberkulose) mittels Phototherapie, wobei er Quecksilberlampen verwendete, die UV-Strahlen aussenden. Heutzutage ist klar, dass die Vitamin D-Synthese in der Haut für die Effekte der Phototherapie verantwortlich war. Vitamin D hat nicht nur antirachitische Wirkung, sondern ist auch ein sehr potenter Immunmodulator. Finsen konnte mit seiner Methode mehrere 100 Tuberkulosepatienten sehr erfolgreich therapieren.

Biosynthese und Stoffwechsel

2. Biosynthese und Stoffwechsel

2.1. Vitamin D-Synthese in der Haut

Bei Personen, die sich regelmäßig im Freien aufhalten, trägt die Vitamin D-Synthese in der Haut zu ca. 80-90 % zur Versorgungslage bei. Die restlichen 10-20 % stammen aus der Nahrung. Die Vitamin D-Synthese in der Haut ist sehr effektiv, vorausgesetzt die UVB-Strahlung der Sonne oder von künstlichen UV-Lampen erreichen die Hautzellen. Der UVB-Anteil der Sonnenstrahlung ist abhängig vom geographischen Breitengrad: südlich eines Breitengrades von 34°N bis hin zum Äquator ist eine ganzjährige Vitamin D-Synthese durch Sonnenstrahlung möglich. Ab einem Breitengrad von 42° Nord kann dagegen von November bis Februar praktisch kein Vitamin D gebildet werden. Ab einem Breitengrad von 52° Nord verlängert sich diese Zeit von Oktober bis März, selbst wenn die Expositionszeit 3 Stunden beträgt. Im Juni und Juli können in Äquatornähe maximal 15 % des 7-Dehydrocholesterol in Vitamin D umgewandelt werden, bei einem Breitengrad von 42° Nord (z.B. Boston, Madrid) noch bis zu 9 % in einer Stunde und bei einem Breitengrad von 52° Nord (z.B. Edmonton in Kanada, Hannover) bis zu 11 % in 3 Stunden. Auf der Südhalbkugel wurden bei gleichen Breitengraden ähnliche Ergebnisse erzielt.

Die UV-Strahlung der Sonne ist einerseits für die Vitamin D-Synthese der Haut notwendig, kann jedoch andererseits auch die Haut schädigen. Um die Haut-schädigende Wirkung der UV-Strahlung, die die Erdoberfläche erreicht, abzuschätzen, wurde der UV-Index geschaffen. Er umfasst die Wellenlängen 290 bis 400 nm und damit auch die UVA-Strahlung (320-400 nm), die zur Vitamin D-Synthese nicht in der Lage ist. Der Index berücksichtigt, dass kürzere Wellenlängen von größerer Bedeutung für die UV-schädigende Wirkung der Haut sind als Strahlung mit längerer Wellenlänge. Somit fließt zwar die UVB-Strahlung stärker als die UVA-Strahlung in die Berechnung ein, der UV-Index ist aber nicht alleine von der UVB-Strahlung abhängig. Vielmehr resultiert im Winter der Wert für den UV-Index überwiegend aus dem UVA-Anteil, der dann die Erdoberfläche noch erreicht. Es kann davon ausgegangen werden, dass unterhalb eines UV-Index von 3 in der Praxis kaum noch eine Vitamin D-Synthese erfolgt. In der Mitte Deutschlands erreicht selbst im August der UV-Index erst ab ca. 10:30 Uhr einen Wert > 3 und fällt bereits um 16:00 Uhr wieder auf Werte ≤ 3.

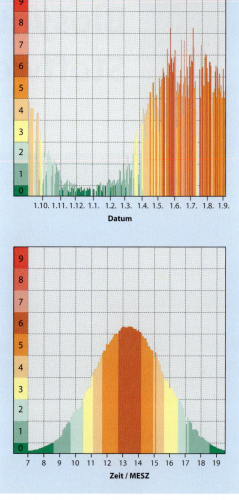

Abb. 2.1: UV-Index von Rinteln (52° N), einer kleinen Stadt in Ostwestfalen, während eines Jahres und eines Tages im August.

Allerdings ist die Syntheseleistung der Haut für Vitamin D grundsätzlich enorm hoch. Eine Ganzkörperexposition einer minimalen Erythem-Dosis (MED) führt zur Bildung von 250 bis zu 625 µg

2.1. Vitamin D-Synthese in der Haut

Typ	Erythem	Haarfarbe	Augen	Haut
I	Immer	Rot, rotblond	Grün	Sommersprossen
II	Immer	Blond	Blau	Hellhäutig
III	Selten	Dunkelblond, braun	Braun	Mittelstark pigmentiert
IV	Sehr selten	Dunkel	Dunkel	Dunkelhäutig
V	Nie	Schwarz	Dunkel	Braun
VI	Nie	Schwarz	Dunkel	Schwarz

Tab. 2.1: Hauttypen in Abhängigkeit von der Reaktion auf ultraviolette Strahlen.
Anmerkung: Die minimale Erythem-Dosis (MED) unterscheidet sich je nach Hauttyp. Bei Hauttyp I beträgt die Dosis das 1,5 fache einer standardisierten Erythemdosis (SED; 100 J/m^2). Sie steigt bis zum Hauttyp IV auf 6 SED an.

Vitamin D (10.000 bzw. 25.000 I.E.). Um die Mittagszeit reicht es zwischen April und Oktober bei einem Breitengrad von 42° N aus, 10 Minuten lang 25 % der Körperoberfläche (Gesicht, Hände und Teile von Armen und Beinen) der Sonne auszusetzen, um bei einer erwachsenen Person mit Hauttyp III 10 µg (400 I.E.) Vitamin D, einer Menge, die zumindest ein ausgeprägtes Defizit verhindert (siehe Kap. 7.1.), zu synthetisieren. Bei einem Breitengrad von Miami in Florida (26°N) kann diese Menge an Vitamin D unter den oben genannten Bedingungen ganzjährig synthetisiert werden. Die Zeit verkürzt sich bei hellerem Hauttyp bzw. verlängert sich, wenn mehr Vitamin D synthetisiert werden soll.

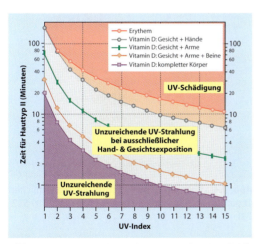

Abb. 2.2: UV-Expositionszeiten zur Vitamin D-Bildung und zur Vermeidung eines Erythems. Person mit Hauttyp II.

Die exakte Menge an Vitamin D, die in der Haut gebildet wird, hängt neben der geographischen Breite und dem Hauttyp auch von Faktoren wie Höhenlage, Jahreszeit, Tageszeit, Wetterbedingungen (Bewölkung), Luftverschmutzung und Oberflächenreflektion ab. Zusätzlich spielen die Art der Kleidung, der Lebensstil, der Arbeitsplatz (drinnen oder draußen), die Nutzung von Sonnencremes sowie das Meiden von Sonnenbestrahlung eine wichtige Rolle für die Vitamin D Synthese der Haut. Beispielsweise steigt die UVB-Intensität pro 1000 Höhenmetern um ca. 8 % an und ist somit in den Bergen höher als im Flachland. Die Vitamin D-Synthese der Haut wird dagegen durch Sonnencremes bei einem Schutzfaktor 8 um 93 % reduziert und bei einem Schutzfaktor von 15 zu 99 % blockiert. Der Hauttyp ist einer der wichtigsten Faktoren für die Menge an Vitamin D, die in der Haut gebildet wird. Je stärker die Haut pigmentiert ist, desto mehr UV-Strahlung wird von den Melanozyten absorbiert und desto weniger Vitamin D wird gebildet. Generell ist die Syntheseleistung der Haut für Vitamin D bei Schwarzen und Weißen jedoch identisch. Schwarze benötigen lediglich eine längere Expositionszeit gegenüber der UVB-Strahlung als Weiße. Deshalb ist der Hauttyp traditionell eng mit dem geographischen Breitengrad und damit mit der UV-Intensität assoziiert. Nahe am Äquator sind die Menschen sehr dunkelhäutig. In Regionen mit jahreszeitlich stark wechselnder UVB-Intensität (z.B. Mittelmeerraum) ist die Haut der Bewohner zur fakultativen Pigmentierung (Bräunung) in der Lage. Wegen der nördlichen Lage Mittel- und Nordeuropas haben die Menschen hier eine sehr helle Haut entwickelt, die ihnen die Möglichkeit gilt, die vergleichsweise geringe Intensität der UVB-Strahlung der Sonne sehr effektiv zu nutzen. Hauttyp I kommt daher traditionell insbesondere auf den britischen Inseln vor, die relativ weit nördlich liegen und für ihr regnerisches Wetter bekannt sind.

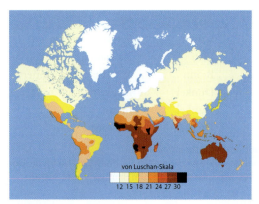

Abb. 2.3: Hauttyp in Abhängigkeit von der geographischen Breite.

Migranten und ihre Nachkommen weisen jedoch häufig einen Hauttyp auf, der nicht auf die geringe Intensität der UV-Strahlung in West- und Mitteleuropa abgestimmt ist. Um einen ähnlichen Effekt bei der Vitamin D-Synthese im Vergleich zu schwach pigmentierten Personen zu erzielen, muss die UVB-Expositionszeit einer dunkelhäutige Person in Mitteleuropa oder Nordamerika bis zu 6 Mal länger sein. Die Hautpigmentierung wird als entscheidender Faktor dafür angesehen, dass Afro-Amerikaner einen deutlich schlechteren Vitamin D-Status aufweisen als weiße Amerikaner.

2.2. Vitamin D-Stoffwechsel

Das in der Haut gebildete oder oral aufgenommene Vitamin D zirkuliert im Blut hauptsächlich an das Vitamin D-bindende Protein (DBP) gebunden. Nur ein kleiner Teil liegt in ungebundener, freier Form im Blut vor. Die 25-Hydroxylierung sowohl von Vitamin D_2 als auch von Vitamin D_3 stellt den ersten Schritt der Vitamin D-Aktivierung dar. Dies geschieht hauptsächlich in der Leber. Dennoch sind auch eine Reihe extrahepatischer Gewebe zur 25-Hydroxylierung beim Menschen befähigt. Hierzu zählen Makrophagen, Fibroblasten, Keratinozyten und Gefäßendothelzellen. In der Leber existiert sowohl eine mitochondriale als auch eine mikrosomale 25-Hydroxylase. Das mikrosomale Enzym ist die physiologisch relevante Form. Es ist ein Enzym mit geringem K_m-Wert und hoher Affinität. Im Gegensatz dazu weist das mitochondriale Enzym einen hohen K_m-Wert und niedrige Affinität auf. Vermutlich ist das mitochondriale Enzym nur dann von Relevanz, wenn hohe Blutkonzentrationen an Vitamin D vorliegen und Vitamin D-Intoxikationen auftreten. Eine strenge Regulation der hepatischen Synthese von 25-Hydroxyvitamin D (25[OH]D) existiert nicht. Die Synthesemenge ist in erster Linie von der Substratkonzentration abhängig. Dies ist der Grund, weshalb die Messung des im Blut zirkulierenden 25(OH)D einen hervorragenden Indikator für die Vitamin D-Versorgung darstellt. Dieser Indikator spiegelt die Summe der kutanen Vitamin D-Synthese sowie der Vitamin D-Zufuhr über die Nahrung und Supplemente wieder. In der Niere wird 25(OH)D weiter in die aktive, hormonelle Form, das 1,25-Dihydroxyvitamin D (1,25[OH]$_2$D), umgewandelt. Dieser Schritt wird durch Parathormon kontrolliert und normalerweise wird der Blutspiegel an 1,25(OH)$_2$D homöostatisch konstant gehalten.

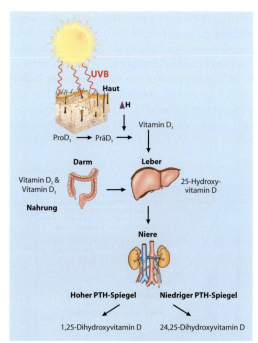

Abb. 2.4: Vitamin D-Stoffwechsel im menschlichen Organismus (nach Zittermann Br J Nutr 2003; 89:552-72).

Untersuchungen, die mit Vitamin D_3-Metaboliten durchgeführt wurden, haben ergeben, dass die Halbwertzeit von 25(OH)D im Blut mehrere Wochen beträgt, während sie bei 1,25(OH)$_2$D nur bei wenigen Tagen liegt.

2.2. Vitamin D-Stoffwechsel

Vitamin D$_3$-Metabolit	Halbwertzeit im Plasma/Serum in Tagen
Vitamin D$_3$	1-2
25(OH)D$_3$	5-20
1,25(OH)$_2$D$_3$	1-3
24,25(OH)$_2$D$_3$	12-30

Tab. 2.2: Halbwertzeiten von Vitamin D$_3$ und seinen Metaboliten im Plasma/Serum.

Die aktive Form von Vitamin D, 1,25(OH)$_2$D, ist ein bedeutender Regulator der Calcium-Homöostase im Blut. Zusätzlich spielt 1,25(OH)$_2$D eine entscheidende Rolle bei der intrazellulären Calcium-Homöostase und übt darüber hinaus pleiotrope Effekte in verschiedenen Geweben aus. Die biologischen Wirkungen von 1,25(OH)$_2$D werden durch den Vitamin D Rezeptor (VDR) vermittelt. 1,25(OH)$_2$D entfaltet seine Wirkung, indem es an einen zytosolischen VDR bindet und zur selektiven Demaskierung des Genoms im Nukleus führt. VDR ist ein Liganden-abhängiger Transkriptionsfaktor, der zur Super-Familie der nukleären Hormonrezeptoren gehört. Die Bindung von 1,25(OH)$_2$D induziert eine Konformationsänderung im VDR, die zu einer Hetero-Dimerisierung mit dem Retinoid X-Rezeptor (RXR) führt, und letztlich zu einer Translokation dieses Komplexes in den Zellkern führt. Hier bindet das VDR-RXR-Heterodimer an ein Vitamin-D-response element (VDRE) in der Promotor-Region der 1,25(OH)$_2$D responsiven Gene.

Der VDR wird praktisch in allen Zellen exprimiert, so dass auch alle Gewebe Vitamin D-responsiv sind. Etwa 3 % des menschlichen Genoms werden entweder direkt oder indirekt durch das Vitamin-D-endokrine System reguliert.

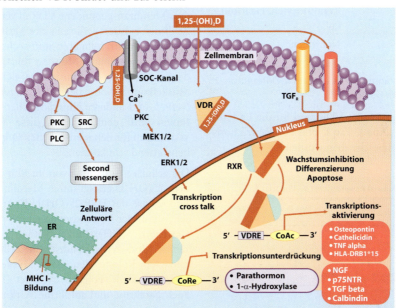

Abb. 2.5: Genomische und nichtgenomische Wirkungen von Vitamin D in der Zelle (nach Fernandes de Abreu, Psychoneuroendocrinology 2009;34: S265-77). VDR: Vitamin D receptor; VDRE: Vitamin D responsive element; RXR: Retinoic acid X receptor; MARRS: Membrane associated, rapid response steroid binding; TNF: Tumour necrosis factor; NGF: Nerve growth factor; p75NTR: Low affinity neurotrophin receptor; TGF: Transforming growth factor; EGF: Epidermal growth factor; MHC I: Major histocompatibility complex class I; CoRe: Co-repressive factor; CoAc: Co-activator factor; PLC: Phospholipase C; PKC: Protein kinase C.

System	Gewebe
Endokrinum	Schilddrüse, Nebenschilddrüse, β-Zellen des Pankreas
Kardiovaskuläres System	Kardiomyozten, glatte Gefäßmuskelzellen
Muskulatur/Skelett	Osteoklasten, Chondrozyten, Muskelzellen
Gastrointestinaltrakt	Ösophagus, Magen, Intestinum
Leber	Leberparenchymzellen
Niere	Tubuluszellen, juxtaglomerulärer Apparat
Reproduktionssystem	Testes, Ovarien, Uterus
Immunsystem	T- und B-Zellen, Knochenmark, Thymus
Lunge	Lungenalveolen
Epidermis	Keratinozyten, Haarfollikel
Zentralnervensystem	Neuronen

Tab. 2.3: Vorkommen des Vitamin D-Rezeptors in verschiedenen Geweben.

Polymorphismen des VDR sind für die Endonuklease BmsI, Apa I, Taq I, und Fok Restriktionsschnittstellen beschrieben worden.

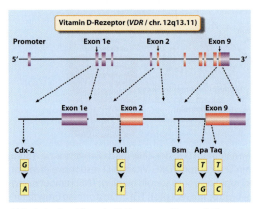

Abb. 2.6: Das Vitamin D-Rezeptor-Gen auf Chromosom 12 (nach WHO-Report Vitamin D and Cancer, Geneva, 2008).

25(OH)D kann auch durch eine renale 24-Hydroxylase in 24,25(OH)$_2$D umgewandelt werden. Die Konzentration des im Blut zirkulierenden 24,25(OH)$_2$D ist eng mit der 25(OH)D-Konzentration korreliert, wobei die Konzentrationen an 25(OH)D jedoch etwa zehnmal höher als die 24,25(OH)$_2$D-Spiegel und ca. 500 bis 1.000 Mal höher als die 1,25(OH)$_2$D-Konzentrationen sind. Mehrere Gewebe weisen 24-Hydroxylase-Aktivität auf. Es ist vermutet worden, dass 24,25(OH)$_2$D unentbehrlich für eine normale Calcium- und Phosphat-Homöostase ist. Folglich wurde postuliert, dass es auch einen zellulären Rezeptor für 24,25(OH)$_2$D geben müsste.

Die de novo-mRNA und Proteinsynthese, die durch die zytosolische 1,25(OH)$_2$D-Wirkung induziert wird, dauert Stunden bis Tage. Allerdings werden in verschiedenen Geweben auch sehr schnelle 1,25(OH)$_2$D-Wirkungen sowohl auf zellulärer als auch auf subzellulärer Ebene beobachtet. Diese 1,25(OH)$_2$D-Wirkungen können nicht durch Hormon-Rezeptor-Wechselwirkungen mit der DNA erklärt werden. Inzwischen ist bekannt, dass Membran-gebundene VDR in verschiedenen Zelllinien existieren, die zu einer Aktivierung von spezifischen intrazellulären Stoffwechselwegen innerhalb von wenigen Minuten führt. Angesichts der Schlüsselrolle des ionisierten Calciums bei der Muskelkontraktion, der Erregungsleitung der Nerven und anderer physiologischer Sofortreaktionen wird deutlich, dass diese Vitamin D-Wirkungen für den menschlichen Organismus lebensrettend sein können.

Die zelluläre Aufnahme von im Blut zirkulierendem 25(OH)D erfolgt durch Megalin-vermittelte Endozytose des DBP/25(OH)D-Komplex. Abgesehen von der Niere können eine Reihe anderer Gewebe 1,25(OH)$_2$D lokal synthetisieren. Hierzu zählen Monozyten, dendritische Zellen, B-Lymphozyten, Kolonozyten, glatte Muskelzellen und Endothelzellen. Folglich entfaltet 1,25(OH)$_2$D auch parakrine und autokrine Wirkungen. Es ist vermutet worden, dass die lokale 1,25(OH)$_2$D-Synthese vom Substratangebot abhängig ist, d.h. von den im Blut zirkulierenden Mengen an 25(OH)D. Zu beachten ist allerdings, dass die zelluläre Aufnahme von 25(OH)D in extrarenale Gewebe auch vom Blutspiegel an 1,25(OH)$_2$D abhängt und z.B. bei Patienten mit Niereninsuffizienz reduziert ist. Ebenfalls gibt es Hinweise, dass zumindest in einigen Geweben die lokale 1,25(OH)$_2$D-Produktion weitgehend unabhängig von der im Blut zirkulierenden 25(OH)D-Menge ist und durch andere Reize aktiviert wird (z.B. Wund-induzierte Synthese in Keratinozyten und Toll-like Rezeptor 2-vermittelte Produktion in Monozyten).

Die meisten früheren Forschungsergebnisse deuteten darauf hin, dass Vitamin D_2 und D_3 beim Menschen gleichermaßen wirksam sind. Diese Annahme beruht auf der Tatsache, dass die Schritte der Aktivierung in die aktive hormonelle Form für Vitamine D_2 und D_3 identisch sind. In den letzten Jahren wurde jedoch bezweifelt, ob Vitamin D_2 so effektiv wie Vitamin D_3 bei der Aufrechterhaltung der im Blut zirkulierenden Konzentrationen an 25(OH)D ist. Diese Bedenken konnten jedoch nicht von allen Forschern bestätigt werden. Weitere Bedenken gegenüber Vitamin D_2 beinhalten die Sorge, dass die Position 24 des Vitamin D_2-Moleküls, im Gegensatz zu der vergleichbaren Position im Vitamin D_3-Molekül, sehr reaktiv ist. Die Bildung von $1,24,25(OH)_3D_2$ stellt bereits einen Deaktivierungsschritt des Vitamin D_2-Moleküls dar. Der vergleichbare Vitamin D_3-Metabolit, das $1,24,25(OH)_3D_3$, besitzt dagegen noch Vitamin D-Aktivität und muss noch einer weiter Seitenkettenoxidation unterzogen werden, um vollständig inaktiviert zu werden. In Deutschland sind weder Vitamin D_2-haltige Arzneimittel noch Vitamin D_2-haltige Supplemente erhältlich. Auch Lebensmittel werden in Deutschland nur mit Vitamin D_3 angereichert, so dass die wissenschaftliche Diskussion über die Wirksamkeit von Vitamin D_2 und Vitamin D_3 für Deutschland nicht von praktischer Relevanz ist.

Analytik und Beurteilung der Versorgungslage

3. Analytik und Beurteilung der Versorgungslage

3.1. Vitamin D-Analytik

Für die Messung des im Blut zirkulierenden 25(OH)D stehen verschiedene analytische Verfahren zur Verfügung. Hierzu zählen Radioimmuno-Assays (RIAs), Enzyme-linked Immunoassays (ELISAs), Chemilumineszenz-Assays (CLAs), kompetitive Proteinbindungs-Assays (CPBAs), die hochauflösende Flüssigkeitschromatographie (HPLC) sowie Gaschromatographie (GC) oder Flüssigkeitschromatographie (LC) gekoppelt mit der Tandem-Massenspektroskopie (LC-MS/MS und GC-MS/MS). Die LC-MS/MS-Technik stellt den Goldstandard dar. Allerdings kann eine unzureichende Assay-Standardisierung zu erheblicher Variabilität der Ergebnisse zwischen den einzelnen Labors führen. CPBAs werden kaum noch verwendet. RIA-Testsätze sind weit verbreitet, von denen der DiaSorin-Test für eine Vielzahl von Studien eingesetzt wurde und eine gute Korrelation mit der LC-MS/MS-Technik aufweist (Maunsell et al. Clin Chem 2005; 51:1683-90). Chemilumineszenz-Testsätze sind mittlerweile auch für Probenautomaten erhältlich. Die Assay-Testsätze haben den Vorteil, dass sie lediglich ein kleines Probenvolumen von ca. 50 µl Serum/Plasma oder weniger benötigen. Allerdings kann die Kreuzreaktivität für 25(OH)D$_3$ und 25(OH)D$_2$ zwischen den verschiedenen Testsätzen variieren. Normalerweise sind die im Blut zirkulierenden 25(OH)D$_2$-Spiegel aufgrund der geringen Vitamin D$_2$-Gehalte von Lebensmitteln vernachlässigbar. In Ländern, in denen Vitamin D$_2$ für die Anreicherung von Lebensmitteln und/oder Vitamin D$_2$ Supplemente/Medikamente verbreitet sind, sollte allerdings auf jeden Fall ein Testsatz mit ähnlicher Kreuzreaktivität für 25(OH)D$_3$ und 25(OH)D$_2$ verwendet werden. Alternativ kann die HPLC-Methode oder die LC-MS/MS Technik angewandt werden, die beide eine getrennte Erfassung von 25(OH)D$_2$ und 25(OH)D$_3$ erlauben. In diesem Fall ist allerdings das erforderliche Probenvolumen in der Regel deutlich höher als bei den Assay-Testsätzen und beträgt 200-1000 µl. Darüber hinaus erfordert die LC-MS/MS Technik eine teure instrumentelle Ausstattung sowie erhebliches technisches Know-how. Einige Testsätze können die wahre 25(OH)D-Konzentration entweder unter- oder überschätzen. Dies ist abhängig von der Vitamin-D-Form, die überwiegend im Blut zirkuliert. Dies macht einen Vergleich der unterschiedlichen Ergebnisse der Studien in einigen Fällen schwierig. Ein neueres Verfahren am Analysenautomaten, das lediglich 25(OH)D$_3$ misst, ergibt vermutlich falsch erhöhte Werte bei Rauchern (Hutchinson et al., Eur J Endocrinol 2010;162:935-42). Aus praktischer/klinischer Sicht ist von Bedeutung, dass die

Assay Methode	Labors (n)	MW ng/ml	VK %	MW ng/ml	VK %	MW ng/ml	VK %	MW ng/ml	VK %	MW ng/ml	VK %
Probennummer		371		372		373		374		375	
MW und VK aller Methoden		20,2	12,6	27,0	13,5	7,3	21,2	19,5	14,1	9,6	18,2
DiaSorin LIAISON Total	284	20,3	12,4	26,8	11,7	6,5	18,1	18,8	13,9	8,5	16,3
DiaSorin RIA	35	19,4	15,5	26,5	14,6	7,0	11,3	18,1	14,1	9,9	14,6
Roche 25-OH D3	35	17,5	12,7	24,3	10,9	9,8	32,1	17,2	64,0	11,3	28,9
Auto IDS EIA	96	20,1	10,2	26,4	10,7	8,3	16,4	19,6	12,3	10,6	12,5
IDS RIA	28	21,1	13,4	27,3	11,6	9,2	15,2	21,0	12,2	9,9	12,9
IDS EIA	144	19,9	9,8	25,5	10,1	7,9	14,5	19,0	10,4	10,0	11,6
IDS ISYS	35	20,8	10,2	28,6	10,6	7,2	14,0	21,9	15,5	9,6	12,4
HPLC	25	21,4	18,1	29,8	20,9	6,7	31,6	20,9	24,5	10,1	27,1
LC-MS/MS	80	21,5	12,2	31,4	14,5	6,9	16,7	21,2	12,5	10,3	13,1

Tab. 3.1: Vergleich verschiedener Assay-Methoden anhand der DEQAS*-Daten. *DEQAS = *The International Vitamin D External Quality Assessment Scheme*. Daten vom April 2010. MW: Mittelwert; VK: Variationskoeffizient.

Krankenkassen	Abrechnungsbeispiel		Betrag	
	25(OH)D	1,25(OH)$_2$D	25(OH)D	1,25(OH)$_2$D
RVO- und Ersatzkassen (nach EBM)	32413	32421	18,40 EUR	33,80 EUR
IgeL-Leistung (nach GOÄ)	4138 (1-facher Satz)	4139 (1-facher Satz)	27,98 EUR	43,72 EUR
Privatkassen (nach GOÄ)	4138 (1,15-facher Satz)	4139 (1,15-facher Satz)	32,18 EUR	50,28 EUR

Tab. 3.2: Abrechnungsbeispiele für die Vitamin D-Analytik mit den Krankenkassen.

Referenzwerte, die zur Beurteilung der Vitamin D-Versorgung festgelegt wurden, auf verschiedenen, groß angelegten Studien basieren, die alle mit jeweils der selben Analytik durchgeführt wurden (RIA-Testsatz DiaSorin, Stillwater, MN, USA).

RIA und ELISA-Testsätze stehen auch zur Messung von 1,25(OH)$_2$D zur Verfügung. Das erforderliche Probenvolumen beträgt hier in der Regel 500-1000 µl Serum oder Plasma. Die Analytik von 1,25(OH)$_2$D ist jedoch wesentlich zeitaufwändiger als die 25(OH)D-Bestimmung. Dies liegt daran, dass verschiedene säulenchromatographische Aufreinigungs- und Trennungsschritte notwendig sind, bevor die eigentliche Messung erfolgen kann. Es ist allerdings davon auszugehen, dass in Zukunft auch Testsätze für Probenautomaten zur 1,25(OH)$_2$D-Bestimmung zur Verfügung stehen werden. Die Problematik der Kreuzreaktivität für 1,25(OH)$_2$D$_2$ und 1,25(OH)$_2$D$_3$ gilt ähnlich wie bei der 25(OH)D-Messung. Aufgrund der unzureichenden Sensitivität können HPLC-Methoden bei der 1,25(OH)$_2$D-Bestimmung nicht angewandt werden.

Die 25(OH)D-Konzentration im Serum/Plasma wird in nmol/l oder in ng/ml angegeben. Der Umrechnungsfaktor beträgt 2,496 bzw. 0,401, d.h. 10 ng/ml = 24,96 nmol/l und 10 nmol/l = 4,01 ng/ml.

Die 1,25(OH)$_2$D-Konzentration im Serum/Plasma wird in pmol/l oder in pg/ml angegeben. Der Umrechnungsfaktor beträgt 2,400 bzw. 0,417, d.h. 10 pg/ml = 24 pmol/l und 10 pmol/l = 4,17 pg/ml.

Die Vitamin D-Analytik ist abrechenbar. Tabelle 3.2 enthält die für Deutschland in 2010 gültigen Zahlen.

3.2. Stadien der Vitamin D-Versorgung

Zur Beurteilung der Versorgungslage mit Vitamin D ist die Messung der im Blut zirkulierenden Menge an 25(OH)D der am besten geeignete Parameter. Derzeit gibt es allerdings noch keinen Konsens über den optimalen Blutspiegel an 25(OH)D. Grenzwerte von 50 nmol/l (20 ng/ml), 90-100 nmol/l (36-40 ng/ml) und mehr als 100 nmol/l (40 ng/ml) werden genannt. Dieser Widerspruch ist zum Teil auf unterschiedliche Kriterien bei der Definition eines Mangels zurückzuführen. Häufig wird nicht zwischen den verschiedenen Stadien der Vitamin D-Versorgung unterschieden. Ähnlich wie bei anderen Vitaminen ist es jedoch möglich, den Vitamin D-Status in die verschiedenen Stadien "Defizit", "Insuffizienz", "suboptimale Versorgung/Hypovitaminose", "adäquate Zufuhr", und "Intoxikation" einzuteilen (☞ Tab. 3.3).

Generell treten im Bereich eines schweren Mangels typische Vitamin-D-spezifische klinische Symptome wie Rachitis oder Osteomalazie auf. Die Rachitis ist Folge eines ausgeprägten Vitamin D-Defizits des Säuglings und Kleinkindes. Sie geht mit einer unzureichende Mineralisierung der langen Röhrenknochen, verzögertem Fontanellenschluss, Trichterbrust und rachitischem Rosenkranz einher. Weniger bekannt sind die hohe Infektanfälligkeit bei Rachitis, die gelegentlich auftretende Herzinsuffizienz sowie die hohen Mortalitätsraten. Die Osteomalazie ist eine schmerzhafte Knochenerweichung bei Erwachsenen. Im Rahmen der Demineralisation der Knochen kommt es zu dumpfen Schmerzen und teilweise zu schleichenden pathologischen Frakturen. Im ausgeprägten Vitamin D-Defizit kommt es zu Beckendeformationen, die

Stadium	25(OH)D (ng/ml)	Klinische/biochemische Veränderungen
Defizit	< 10	Rachitis, Osteomalazie, Calciummalabsorption, ausgeprägter sekundärer Hyperparathyreoidismus, niedrige 1,25(OH)$_2$D-Spiegel, Störungen der Immun- und Herzfunktion, Tod
Insuffizienz	10 bis 19,9	Verminderter Knochenmineralgehalt, gestörte Muskelfunktion, niedrige Calciumabsorptionsraten, erhöhte Parathormonspiegel, leicht verminderte 1,25(OH)$_2$D-Spiegel
Hypovitaminose/suboptimale Versorgung	20 bis 29,9	Geringe Körperspeicher an Vitamin D, innerhalb der Norm erhöhte Parathormonspiegel
Adäquate Versorgung	30 bis 149	Keine Störungen von Vitamin D-abhängigen Körperfunktionen
Intoxikation	> 149	Intestinale Hyperabsorption von Calcium, Hypercalcämie, Weichteilverkalkungen, Tod

Tab. 3.3: Stadien der Vitamin D-Versorgung in Abhängigkeit von den 25-Hydroxyvitamin D-Konzentrationen im Blut (nach Zittermann Nutrients; 2010; 2:408-525).

bei schwangeren Frauen eine normale Geburt praktisch unmöglich machen.

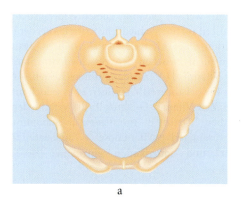

a

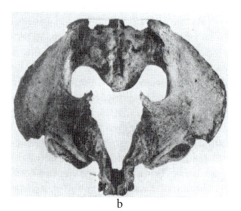

b

Abb. 3.1: Beckenform einer gesunden Frau (a) und einer Patientin mit Osteomalazie (b).

Im insuffizienten Bereich sind nur leichte pathophysiologische Veränderungen bzw. Vitamin-D-bedingte biochemische Anzeichen eines gestörten Stoffwechsels erkennbar. Im Stadium der suboptimalen Versorgung sind die Körperspeicher erniedrigt. Diese können mit leichten biochemisch/metabolischen Veränderungen einhergehen, wobei die biochemischen Parameter in der Regel noch im Referenzbereich liegen. In der Phase der adäquaten Versorgung treten keine Störungen Vitamin D-abhängiger Körperfunktionen auf. Im Bereich der Vitamin D-Intoxikation kommt es zuerst zu typischen biochemischen Veränderungen wie das Auftreten einer Hypercalcämie, die bei lang anhaltender Dauer auch zu klinischen Symptomen wie Weichteil-Kalzifizierungen und Niereninsuffizienz führt. In schweren Fällen kann eine Vitamin D-Intoxikation ebenso wie ein ausgeprägter Vitamin D-Mangel tödlich verlaufen. In Bezug auf eine insuffiziente Vitamin D-Versorgung ist zu bedenken, dass die Folgen im Einzelfall kaum ins Gewicht fallen müssen, aber auf Bevölkerungsebene von großer Bedeutung sein können, falls eine große Anzahl an Personen betroffen ist. Dabei ist das Risiko, eine Vitamin D-assoziierte chronische Erkrankungen zu entwickeln, für Menschen, bei denen eine insuffiziente Vitamin D-Versorgung über einen langen Zeitraum besteht, besonders groß. Keinen Unterschied gibt es zwischen einer adäquaten und optimalen Vitamin-D-Versorgung, auch wenn dies manchmal anders behauptet wird.

3.2. Stadien der Vitamin D-Versorgung

Die oben genannte Einteilung hat sowohl Bedeutung für den klinischen Alltag als auch für die Forschung: Bei Patienten mit Vitamin D-Defizit verbessert sich durch Vitamin D-Gabe auch die klinische Symptomatik Vitamin D-abhängiger Erkrankungen. Bei Patienten mit Vitamin D-Insuffizienz ist primär von Verbesserungen bei entsprechenden biochemischen Parametern auszugehen und erst bei lang anhaltender Gabe an Vitamin D bei einer großen Patientenzahl ist auch eine statistisch signifikante Verbesserung von Krankheitssymptomen zu erwarten. Keine Verbesserung klinischer Symptome durch Vitamin D-Gabe ist dagegen bei Patienten zu erwarten, wenn sie lediglich eine suboptimale oder sogar eine adäquate Vitamin-D-Versorgung aufweisen. Obwohl diese Aussagen trivial erscheinen, werden sie in der klinischen und wissenschaftlichen Praxis nicht immer ausreichend beachtet. Ein gewisses Problem ist hierbei, dass noch kein eindeutiger Konsens in Bezug den Grenzwert an 25(OH)D existiert. Es besteht jedoch große Einigkeit darüber, dass eine 25(OH)D-Konzentration unter 20 ng/ml als unzureichend anzusehen ist. Die meisten Vitamin D-Forscher sehen 25(OH)D-Konzentrationen < 10 ng/ml als defizitär und Werte > 30 ng/ml als adäquat an. Auch das *"Standing Committee of European Doctors"* hat in einem am 24. Oktober 2009 verabschiedeten Aufruf zum Thema *"Vitamin D nutrition policy"* auf die Gefahren von 25(OH)D-Konzentrationen < 20 ng/ml aufmerksam gemacht.

Während die 25(OH)D-Konzentration im Blut die Vitamin D-Versorgungslage widerspiegelt, eignet sich die 1,25(OH)$_2$D-Bestimmung insbesondere zur Erfassung von Störungen im endokrinen Vitamin D-System.

Pathologisch erniedrigte 1,25(OH)$_2$D-Spiegel
• Niereninsuffizienz
• nephrotisches Syndrom
• Hypoparathyreoidismus
• Pseudohypoparathyreoidismus
• Vitamin D-abhängige Rachitis Typ I (genetisch bedingter 1-α-Hydroxylasemangel)
• Vitamin D-resistente Rachitis (Hypophosphatämie)
• Hypothyreose
• Entzündungsprozesse mit erhöhten CRP- und TNF-α-Spiegeln
Pathologisch erhöhte 1,25(OH)$_2$D-Spiegel
• Tuberkulose
• Sarkoidose
• primärer Hyperparathyreoidismus
• Vitamin D-abhängige Rachitis Typ II (genetisch bedingter Vitamin D-Rezeptor-Defekt)
• Hyperthyreose

Tab. 3.4: Endokrine Störungen mit Einfluss auf die 1,25(OH)$_2$D-Werte im Blut.

Für Säuglinge wird für 1,25(OH)$_2$D ein Referenzbereich von 20-135 pg/ml und für gesunde Erwachse in der Altersgruppe 20 bis 50 Jahre von 17-53 pg/ml angegeben. Allerdings ist die Datenlage zur Festlegung von Referenzwerten bei 1,25(OH)$_2$D wesentlich schlechter als beim 25(OH)D. So lassen Untersuchungen bei HIV-Patienten sowie einige groß angelegte prospektive Kohortenstudien bei Patienten mit kardiovaskulären Erkrankungen und mit Niereninsuffizienz vermuten, dass bereits bei Werten unter 25 pg/ml das Mortalitätsrisiko signifikant erhöht ist. Ebenfalls ist der obere Grenzwert des Referenzbereichs nicht gut belegt. So weisen Langstreckenläufer mittlere 1,25(OH)$_2$D-Konzentrationen von 73 pg/ml auf und bei schwangeren Frauen sind die Spiegel doppelt so hoch wie bei Nichtschwangeren. Die mittleren Konzentrationen steigen von 63 pg/ml während der Frühschwangerschaft bis auf über 138 pg/ml während der späten Schwangerschaft. Sowohl bei Langstreckenläufern als auch bei Schwangeren sind diese hohen Konzentrationen als physiologisch anzusehen (Zittermann et al. Clin Chem 2009; 55:1663-70).

3.3. Vitamin D-Versorgungslage

Der Vitamin D-Mangel bzw. die insuffiziente Vitamin D-Versorgung ist ein weltweites Problem. Einige Forscher sprechen hierbei von pandemischen Ausmaßen. In verschiedenen Regionen der Erde (Asien, Europa, Mittlerer Osten und Afrika, Lateinamerika, Nordamerika, Ozeanien) weisen zwischen 50 % und mehr als 90 % der Menschen 25(OH)D-Konzentrationen unter 20 ng/ml auf (Mithal et al. Osteoporos Int 2009; 20;1807-20). Der Mangel ist am häufigsten in Südostasien und dem Mittleren Osten verbreitet. Verschiedene Faktoren spielen für die weite Verbreitung des Vitamin D-Defizits in der erwachsenen Bevölkerung der Erde eine wichtige Rolle. Hierzu zählt die weltweite Urbanisierung in Kombination mit modernen, aber auch traditionellen Lebensformen, wie das Arbeiten in geschlossenen Räumen, Freizeitaktivitäten am Fernseher oder Computer und traditionelle islamische Kleidung. Hinzu kommt die demographische Entwicklung mit einer Zunahme an immobilisierten Personen, die sich kaum im Freien aufhalten (z.B. Heimbewohner). In stark urbanisierten Gebieten ist die individuelle tägliche Sonnenexposition in der Regel zu gering, um einen 25(OH)D-Spiegel von 30 ng/ml zu erreichen. Die Ernährung ist meist nicht in der Lage, die Lücke in der Vitamin-D-Versorgung zu schließen (siehe Kap. 7.1.). Obwohl lange bekannt ist, dass die Urbanisierung und Industrialisierung eine Hauptursache für die Rachitis bei Säuglingen und Kleinkindern in Europa und Nordamerika war, bevor effektive Maßnahmen zur Rachitisprophylaxe (Höhensonne, Anreicherung der industriell hergestellten Säuglingsmilch mit Vitamin D, Gabe von Vitamin D-Tabletten) eingeführt wurden, ist die Rachitis aufgrund der Urbanisierung und Industrialisierung in vielen Entwicklungsländern heutzutage wieder auf dem Vormarsch. Die Prävalenz beträgt beispielsweise im Jemen 27 % und in der Mongolei 70 % (Huh & Gordon, Rev Endocr Metab Disord 2008; 9: 161-70).

Daten aus Großbritannien bei Personen, die alle im Jahre 1958 geboren sind, zeigen, dass bei gleichem Hauttyp unter ähnlichem Ernährungs- und Lebensstil der geographische Breitengrad einen deutlichen Einfluss auf die Vitamin D-Versorgung hat, wobei die Werte umso schlechter sind, je weiter nördlich die geographische Lage.

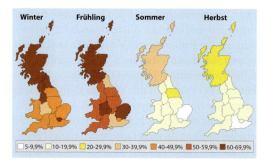

Abb. 3.2: Saisonale und geographische Unterschiede in der Prävalenz von 25(OH)D-Konzentrationen unter 16 ng/ml in Großbritannien (nach Hyppönen & Power Am J Clin Nutr 2007; 85:860-8).

In Deutschland weisen erwartungsgemäß Gesunde, die sich regelmäßig im Freien aufhalten, starke saisonale Schwankungen in der Vitamin D-Versorgung auf, die parallel mit der jahreszeitlichen Veränderung der UVB-Intensität der Sonne auftreten. Niedrige Werte werden im Winter und deutlich höhere im Sommer gemessen.

	25(OH)D ng/ml	
	Winter	Sommer
Neugeborene, 1. Tag	10,5 ± 3,7	20,9 ± 5,2
Kinder, deutschstämmig	18,7 ± 7,6	34,5 ± 11,3
Kinder, Migranten	12,0 ± 5,3	21,1 ± 10,0
Junge Frauen	12,1 ± 7,6	27,9 ± 10,8

Tab. 3.5: Vitamin D-Status von Kindern und jungen Frauen in Deutschland im Winter und Sommer (nach Zittermann, Dissertation 1988; Zittermann et al. Eur J Clin Nutr 1998; 52: 501-6; Zittermann et al. Pediatr Allergy Immunol. 2004;15:242-6).

Mehrere große repräsentative bundesweite Studien haben gezeigt, dass insgesamt ein hoher Prozentsatz der Deutschen eine insuffiziente und sogar eine defizitäre Vitamin D-Versorgung aufweisen. Der "*German National Health Interview and Examination Survey*" (GNHIES) ist eine repräsentative Erhebung in der gesamten erwachsenen deutschen Bevölkerung. Die Erhebung wurde von Oktober 1997 bis März 1999 bei 7.124 Männer und Frauen im Alter von 18-79 Jahren zu unterschiedlichen Jahreszeiten durchgeführt. Wie in Tab. 3.6 ersichtlich ist, weisen mehr als 50 % der deutschen Erwachsenen 25(OH)D-Konzentrationen im insuffizienten bzw. defizitären Bereich auf. Der

3.3. Vitamin D-Versorgungslage

	Vitamin D-Defizit < 10 ng/ml	Vitamin D-Insuffizienz 10-20 ng/ml	Adäquate Versorgung > 30 ng/ml
GNHIES			
Männer	15,5 %	41,2 %	Nicht auswertbar*
Frauen	17,0 %	40,8 %	Nicht auswertbar*
KiGGs			
1-2 Jahre			
Jungen, deutschstämmig	7,1 %	24,1 %	37,8 %
Jungen, Immigranten	10,8 %	29,7 %	34,6 %
Mädchen, deutschstämmig	7,1 %	29,3 %	29,7 %
Mädchen, Immigranten	17,2 %	28,3 %	40,2 %
3-17 Jahre			
Jungen, deutschstämmig	17,7 %	44,1 %	13,4 %
Jungen, Immigranten	18,8 %	47,1 %	8,2 %
Mädchen, deutschstämmig	16,8 %	46,6 %	13,4 %
Mädchen, Immigranten	31,2 %	45,4 %	6,4 %

Tab. 3.6: Häufigkeit einer unzureichenden Vitamin D-Versorgung bei repräsentativen Erhebungen an Kindern und Erwachsenen in Deutschland (nach Hinzpeter et al., J Nutr 2008; 38: 1482-90; Hintzpeter et al. Eur J Clin Nutr 2008; 62: 1079-89). *Der Artikel unterscheidet nicht zwischen 25(OH)D-Werten von 20-30 ng/ml und >30 ng/ml. Abkürzungen: GNHIES = *German National Health Interview and Examination Survey*; KiGGS = *German National Health Interview and Examination Survey for Children and Adolescents*.

"*German National Health Interview and Examination Survey for Children and Adolescents*" (KiGGS) liefert Informationen über den Gesundheitsstatus von 10.015 Kindern und Jugendlichen in Deutschland auf nationaler Ebene. Die Erhebung wurde von Mai 2003 bis Mai 2006 durchgeführt. Die Daten zeigen, dass der Vitamin D-Status in mehr als 60 % der Jungen und Mädchen insuffizient bzw. defizitär ist. Es fällt auf, dass dieser Prozentsatz bei Migranten noch höher ist. Die Situation ist allerdings im Alter zwischen 1 und 2 Jahren noch deutlich besser. Dies ist wahrscheinlich auf die Tatsache zurückzuführen, dass fast 30 % der Jungen und 32 % der Mädchen aus Migrantenfamilien und auch 20-23 % der deutschstämmigen Jungen und Mädchen in diesem Alter noch Vitamin D-Supplemente einnehmen. Die Einnahme von Vitamin D wird in Deutschland als eine Maßnahme zur Rachitisprophylaxe empfohlen. Eine Menge von 10 bis 12,5 µg Vitamin D sollten dabei täglich während des Säuglingsalters und auch während des zweiten Winters von den Säuglingen, die im Winter geboren wurden, eingenommen werden.

Die DEVID (De Vitamin in Deutschland)-Studie ist eine Untersuchung an 1.343 erwachsenen Personen während eines ambulanten Arztbesuches. Die Studie wurde initiiert, um den Anteil der erwachsenen deutschen Patienten mit insuffizientem und defizitärem Vitamin D-Status abzuschätzen. Die Blutproben wurden in einem unselektierten Patientenkollektiv von 264 Hausärzten in allen Regionen Deutschlands zwischen dem 26. Februar und 25. Mai 2007 gesammelt. Die mittleren 25(OH)D-Konzentrationen betrugen 16,4 ng/ml (Standardabweichung: 8,8 ng/ml). Es wurde eine Abnahme der 25(OH)D-Konzentrationen mit zunehmendem Alter festgestellt. Der Anteil der Personen mit defizitären 25(OH)D-Konzentrationen war bei den Personen, die 75 Jahre und älter waren, fast doppelt so hoch wie bei jüngeren Personen. In allen Altersgruppen hatte nur eine Minderheit 25(OH)D-Konzentrationen oberhalb von 30 ng/ml und dieser Prozentsatz lag bei Senioren nochmals deutlich unterhalb des Wertes jüngerer Patienten (4 % gegenüber 10 %). Studien in Deutschland bei Adipösen, Organtransplantierten, Herzinsuffizienten und Patienten, bei denen eine Koronarangiographie geplant war, haben gezeigt, dass bei diesen Patientengruppen zwischen 65 und 98 % 25(OH)D-Konzentrationen < 30 ng/ml aufwiesen.

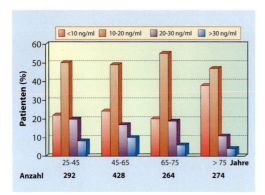

Abb. 3.3: Vitamin D-Status von ambulanten Patienten aus 254 Hausarztpraxen, deutschlandweit (nach Zittermann et al., Dermato-Endocrinol 2009; 1: 300-6).

Zusammenhang zwischen Vitamin D, Calcium und Parathormon

4. Zusammenhang zwischen Vitamin D, Calcium und Parathormon

Vitamin D spielt eine wichtige Rolle bei der Aufrechterhaltung der Serumhomöostase an Calcium. Diese ist sowohl für die Blutgerinnung als auch für die Aktivierung von verschiedenen intrazellulären Stoffwechselprozessen, bei denen Calcium als second messenger fungiert, und auch für die Knochengesundheit von großer Bedeutung. Daher wird bei allen Wirbeltieren, sei es bei aquatischen oder terrestrischen Lebensformen, ein Serumspiegel an Calcium von ca. 2,5 mmol/l eingehalten. Bei hoch entwickelten Säugetieren übernimmt Vitamin D diese wichtige Aufgabe zusammen mit Parathormon und Calcitonin. Zusammen mit Parathormon gewährleistet Vitamin D die Serumhomöostase an Calcium dadurch, dass es sowohl die intestinale Calciumabsorption als auch die renale Rückresorption von Calcium sowie die Calciumresorption aus dem Knochen erhöht. Ohne Vitamin D werden nur 10 % bis 15 % des Calciums und etwa 60 % des Phosphors absorbiert. Vitamin D erhöht die Effizienz der intestinalen Calciumabsorption auf 30 % bis 40 % und die Absorption von Phosphor auf etwa 80 %. Bei einem Anstieg des Serumcalciums fördert Calcitonin die Calciumeinlagerung in die Knochen. Der Regulierungsmechanismus besitzt eine erstaunliche Effizienz. Dies spricht für die Wichtigkeit der Serumhomöostase an Calcium für die Lebensvorgänge der Wirbeltiere. Wahrscheinlich hat sich der o.g. Regelkreis nach dem Übergang des Lebens aus dem Wasser (Calcium-Phosphat-reiche Umgebung) entwickelt, um auch relativ calcium- und phoshatarme Lebensräume besiedeln zu können. Diese Annahme wird dadurch gestützt, dass Parathormon bei Fischen gänzlich fehlt, Calcitonin nur in einer inaktiven Form vorhanden ist und bei Fischen das Hormon Teleocalcin in der Lage ist, einen Überschuss an Calcium im Körper, der aus der Aufnahme calciumreichen Meerwassers resultiert, über die Kiemen aktiv wieder auszuscheiden.

Im Falle von 25(OH)D-Konzentrationen unter 10 ng/ml kann ein schwerer sekundärer Hyperparathyreoidismus mit Serumparathormonspiegeln > 65 pg/ml sowie eine Calcium-Malabsorption auftreten. Ein signifikanter Abfall der im Serum zirkulierenden Menge an 1,25(OH)$_2$D-Spiegel tritt bereits bei 25(OH)D-Konzentrationen unter 12-16 ng/ml auf. Falls der Mangel an im Blut zirkulierenden 25(OH)D weniger stark ausgeprägt ist, tritt lediglich ein milder sekundärer Hyperparathyreoidismus auf. Dann stimuliert der Anstieg des Serumspiegels an Parathormon die renale Synthese von 1,25(OH)$_2$D, um die Calciumabsorption und den Serumspiegel an Calcium innerhalb der normalen Grenzen zu halten. Folglich wird in diesem Fall auch ein normaler 1,25(OH)$_2$D-Spiegel beobachtet, allerdings auf Kosten eines Anstiegs des Serumparathormonspiegels. Im Einklang mit dieser Hypothese konnten Thomas et al. eine inverse Beziehung zwischen den Serumspiegeln an 25(OH)D und Parathormon bei einem Kollektiv an stationären Patienten in einem 25(OH)D-Bereich von 0-30 ng/ml beobachten.

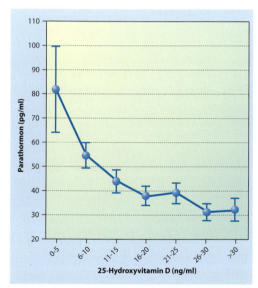

Abb. 4.1: Parathormonspiegel in Abhängigkeit vom Serumspiegel an 25(OH)D (nach Thomas et al., N Engl J Med. 1998;338:777-83).

Hierbei stieg der Serumspiegel an Parathormon schrittweise an, falls die Serumspiegel an 25(OH)D unter 11-15 ng/ml fielen. Diese Ergebnisse stimmen gut mit Befunden überein, dass Hundertjährige sowohl nicht nachweisbare 25(OH)D-Spiegel im Blut als auch einen ausgeprägten sekundären

Hyperparathyreoidismus aufweisen. Im Gegensatz dazu wurde kein Fall von sekundärem Hyperparathyreoidismus bei älteren Patienten mit 25(OH)D-Spiegel oberhalb von 40 ng/ml festgestellt (Zittermann Prog Biophys Mol Biol 2006; 92: 39-48). Bis zu einer 25(OH)D-Konzentration von 60 ng/ml existiert offenbar kein Schwellenwert für die Parathormon-Konzentration im Blut. So haben Supplementationsstudien mit Vitamin D über 4 Monate gezeigt, dass selbst bei Personen mit anfänglichen Serumspiegeln an 25(OH)D von bereits 28 ng/ml eine Erhöhung des 25(OH)D-Spiegel auf etwa 84 ng/ml noch zu einer Abnahme des Serum-PTH-Spiegel um 24 % führte (Heaney et al. Am J Clin Nutr. 2003; 77: 204-10). Generell weisen ältere Personen bei gleichen 25(OH)D-Spiegeln höhere Parathormonspiegel als jüngere Personen auf. Folglich sind höhere 25(OH)D-Spiegel notwendig um den Serumspiegel an Parathormon in den niedrigen physiologischen Bereich zu bringen. Während schon länger bekannt ist, das die Parathormonspiegel über einen weiten Konzentrationsbereich invers mit dem 25(OH)D-Spiegel korreliert sind, haben große Querschnittsanalysen der letzten Jahre ebenfalls gezeigt, dass die $1,25(OH)_2D$-Konzentrationen über einen ähnlich weiten Bereich positiv mit 25(OH)D korreliert sind (Konradsen et al. Eur J Nutr. 2008; 47: 87-91). Es ist auch erwähnenswert, dass bereits gesunde Jugendliche erhöhte Serumparathormonspiegel haben, wenn ihre Serumspiegel an 25(OH)D niedrig sind. Erhöhte Parathormon-Konzentrationen werden neuerdings nicht nur als Risikofaktor für eine verstärkte Knochenresorption angesehen (Passeri et al. J Clin Endocrinol Metab 2003; 88: 5109-15), sondern auch als Risikofaktor für Herz-Kreislauferkrankungen (Hagström et al. Circulation, 2009; 119: 2765-71).

Der Serumspiegel an 25(OH)D ist jedoch nicht der einzige Regulator der Parathormon-Konzentration. Wenn reichlich Calcium absorbiert wird, sinkt der Parathormonspiegel, der Calcitoninspiegel steigt an und das überschüssige Calcium wird entweder im Knochen abgelagert oder über die Galle und den Harn ausgeschieden. Die alimentäre Calciumaufnahme ist daher ein weiterer wichtiger Faktor für die Regulation des Parathormonspiegels. Eine orale Bolusgabe an Calcium von 1000 mg ist in der Lage den postprandialen Serumspiegel an Parathormon innerhalb von 2 h um 50 % zu senken. Somit sind in Bezug auf die Serumhomöostase an Calcium eine hohe alimentäre Calciumzufuhr und eine ausreichende Vitamin D-Versorgung in der Lage sich gegenseitig zu ersetzen: Diese Annahme wird durch die Tatsache gestützt, dass bei gesunden Erwachsenen mit 25(OH)D-Konzentrationen unter 10 ng/ml eine Calciumzufuhr von weniger als 800 mg/d im Vergleich zu mehr als 1200 mg/d mit signifikant höheren Serumspiegeln an Parathormon verbunden ist (Steingrimsdottir et al. JAMA. 2005; 294: 2336-41). Auf der anderen Seite führt eine Verbesserung des Vitamin D-Status nicht zu einem Abfall der Parathormonspiegel bei Patienten mit initialen 25(OH)D-Konzentrationen zwischen 10 und 20 ng/ml, wenn die tägliche Calciumzufuhr über 1.200 mg/d liegt (Schleithoff et al. Eur J Clin Nutr 2007; 62: 1388-94).

Während 25(OH)D ein wichtiger Regulator der Parathormonspiegel ist, regt PTH wiederum in den Nieren die Synthese von $1,25(OH)_2D$ an und steuert somit die Bluthomöostase an $1,25(OH)_2D$. Allerdings funktioniert dieser Kontrollmechanismus offensichtlich nicht immer. Bei gebrechlichen, chronisch bettlägerigen Patienten, die eine defizitäre 25(OH)D-Versorgung aufwiesen, wurde beispielsweise kein sekundärer Hyperparathyreoidismus beobachtet (Björkman et al. Am Geriatr Soc. 2009;57: 1045-50), obwohl dies aufgrund der hohen Prävalenz eines Vitamin D-Defizits zu erwarten gewesen wäre. Auch Patienten mit terminaler Herzinsuffizienz und gleichzeitigem 25(OH)D-Defizit wiesen zum Teil überraschend niedrige Parathormon- und $1,25(OH)_2D$-Konzentrationen auf (Zittermann et al. Eur J Heart Fail 2008; 10: 321-7). Schließlich kam es bei einem Kosmonauten während der Deutsch-Russischen MIR'97-Raumfahrtmission zu einem dramatischen Rückgang des im Blut zirkulierenden $1,25(OH)_2D$ und auch der intestinalen Calciumabsorptionsrate, obwohl diese Veränderungen nicht von entsprechenden Veränderungen des Serumspiegels an 25(OH)D oder PTH begleitet waren.

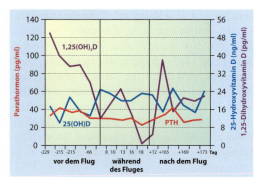

Abb. 4.2: Serumspiegel an 25(OH)D, 1,25(OH)₂D und Parathormon bei einem deutschen Kosmonauten während der Deutsch-Russischen MIR'97-Mission (nach Zittermann et al. Eur J Clin Invest. 2000;30:1036-43).

Einige dieser überraschenden Ergebnisse können vermutlich durch eine Unterdrückung der 1,25(OH)$_2$D-Synthese durch proinflammatorische Zytokine wie z.B. Interleukin-6 und Tumor Nekrose Faktor-α erklärt werden (Zittermann et al. Transplantation 2009; 87: 118-24). Eine andere Erklärung ist, dass durch reduzierte mechanische Kräfte vermehrt Calcium aus dem Knochen freigesetzt wird, was zu einem leichten Anstieg des Serumcalciumspiegels und einer anschließenden Unterdrückung der Serumspiegel an Parathormon und 1,25(OH)$_2$D führt. Die im Blut zirkulierenden 1,25(OH)$_2$D-Konzentrationen sind auch bei Patienten mit Niereninsuffizienz erniedrigt, z.B. wenn die glomeruläre Filtrationsrate auf unter 60 ml/min/1,73m^2 abfällt. Obwohl die Parathormonspiegel in dieser Situation erhöht sind, senkt die begleitende Phosphat-Retention die Synthese von 1,25(OH)$_2$D. Die Hyperphosphatämie induziert wiederum einen Anstieg der *Fibroblast Growth Factor*-23-Konzentraion (FGF-23). FGF-23 wurde vor einiger Zeit als ein neuer und wichtiger Regulator der 1,25(OH)$_2$D-Synthese erkannt. Insgesamt deuten die verfügbaren Daten darauf hin, dass die 1,25(OH)$_2$D-Spiegel im Blut normalerweise durch Parathormon in relativ engen Grenzen konstant gehalten werden. Doch diese Regulierung funktioniert offensichtlich in verschiedenen Situationen nicht mehr, z.B. im Falle eines Substrat-Mangels, d.h. bei defizitären 25(OH)D-Konzentrationen, im Falle von erhöhten Konzentrationen an FGF-23 und/oder bei proinflammatorischen Prozessen.

Vitamin D-Rezeptor-Knockout Mäuse

5. Vitamin D-Rezeptor-Knockout Mäuse

Experimentelle Untersuchungen können wichtige Einblicke in die gesundheitlichen Folgen eines Vitamin D-Mangels liefern. Große Fortschritte hat in diesem Zusammenhang die Züchtung von Vitamin D-Rezeptor Knockout (VDR-/-) Mäusen gebracht. Da bei ihnen aufgrund des Rezeptormangels die Vitamin D-Wirkung in der Zelle fehlt, kann dieses Mausmodell benutzt werden, um die metabolischen und pathophysiologischen Konsequenzen eines ausgeprägten Vitamin D-Mangels zu studieren. Die VDR-/- Mäuse entwickeln in der Regel einen sehr ausgeprägten Hyperparathyreoidismus, der mit einer Hypocalcämie und einer Osteomalazie einhergeht. Nur durch Verfütterung einer so genannten "*rescue diet*" mit hohem Calciumgehalt können diese Tiere überleben. Die VDR-/- Mäuse zeigen nach Exposition mit prädisponierenden Faktoren eine erhöhte Sensibilität für Autoimmunerkrankungen wie chronisch entzündliche Darmerkrankungen oder Typ 1-Diabetes. Bei VDR-/- Mäusen ist zwar die spontane Tumorrate nicht erhöht, sie sind jedoch anfälliger für Onkogene sowie für Tumoren, die durch chemische Karzinogene induziert werden. Außerdem entwickeln diese Tiere eine Hypertonie, die mit hohen Reninspiegeln einhergeht, sowie eine kardiale Hypertrophie und eine erhöhte Thrombogenität. Zusätzlich treten motorische Beeinträchtigungen, eine Myopathie, sowie Störungen in der Funktion des Immunsystems auf. Sie haben ebenfalls eine gestörte Insulinsekretion. Darüber hinaus sind die Tiere ängstlich, weisen Weichteilverkalkung auf und haben eine kurze Lebensdauer. Beim Menschen ist die sehr seltene Vitamin D-resistente Rachitis Typ II bekannt, die dem VDR-/- Mausmodell genetisch ähnlich ist. Die Erkrankung basiert auf Mutationen im Vitamin D-Rezeptor-Gen, so dass Vitamin D seine Wirkungen in der Zelle nicht entfalten kann. Die Patienten entwickeln einen ausgeprägten Hyperparathyreoidismus, Calciummalabsorption, Hypocalcämie, Knochenerkrankungen, Myopathie und Alopezie. Die Therapie besteht aus pharmakologischen Gaben an $1,25(OH)_2D$. In schwerwiegenden Fällen sind langfristige intravenöse Calciuminfusionen erforderlich. Abbildung 5.1 zeigt, welche Folgeerkrankungen im Vitamin D-Mangel beim Menschen denkbar sind. In den nachfolgenden Kapiteln wird die wissenschaftliche Evidenz für einen Zusammenhang zwischen diesen Krankheiten und einem Vitamin D-Mangel beim Menschen dargelegt.

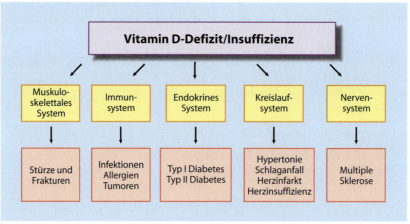

Abb. 5.1: Mögliche Folgen einer insuffizienten/defizitären Vitamin D-Versorgung.

Einfluss von Vitamin D auf Organfunktionen und Erkrankungen

6. Einfluss von Vitamin D auf Organfunktionen und Erkrankungen

6.1. Vitamin D und Muskelfunktion

Im Vitamin D-Defizit ist der Aktomyosingehalt der Myofibrillen reduziert, der Calciumgehalt in den Mitochondrien erniedrigt, die Calciumaufnahme ins sarkoplasmatische Retikulum vermindert und die Serumspiegel an Muskel-spezifischen Enzymen verringert (Zittermann Br J Nutr 2003; 89;552-72). Da die Skelettmuskulatur einen VDR besitzt, kann davon ausgegangen werde, dass eine adäquate Vitamin D-Versorgung eine wichtige Voraussetzung für eine optimale Muskelfunktion ist. In der Tat geht der ausgeprägte Vitamin D-Mangel, wie er bei Osteomalazie auftritt, stets mit einer Myopathie einher. Es ist lange bekannt, dass die Osteomalazie nicht nur zu einer Demineralisation der Knochen, insbesondere der langen Röhrenknochen, führt, sondern auch durch eine proximale Muskelschwäche charakterisiert ist. Die Myopathie trägt wesentlich zu den chronischen Schmerzen des Bewegungsapparates bei Osteomalazie bei. Durch eine Erhöhung der 25(OH)D-Konzentration von 4 auf 10 ng/ml verbessert sich die Muskelkraft deutlich. Sie erhöht sich weiterhin, wenn die 25(OH)D-Konzentration auf mehr als 40 ng/ml ansteigt (Holick N Engl J Med 2007;357:266-81). Bei Senioren im Pflegeheim mit unzureichendem Vitamin D-Status konnte im Rahmen einer randomisierten kontrollierten Studie die Muskelkraft der unteren Extremitäten durch orale Vitamin D-Gabe von 3.750 µg monatlich in den ersten beiden Monaten und von 2.250 µg monatlich in den Monaten 3-6 um 16-24 % verbessert werden (Moreira-Pfrimer et al. Ann Nutr Metab. 2009; 54: 291-300). Diese Ergebnisse stimmen mit den Daten einer Metaanalyse von randomisierten kontrollierten Studien (RCTs) überein, die belegen, dass eine tägliche Gabe von 17,5 bis 20 µg an Vitamin D in der Lage ist, bei älteren Erwachsenen Stürze zu verhindern. Das relative Sturzrisiko sinkt hierdurch um etwa 20 %, wenn durch die Maßnahme der Serumspiegel an 25(OH)D auf 24 ng/ml oder mehr ansteigt. Im Gegensatz zu dieser "hohen Dosis", sind geringere tägliche Gaben an Vitamin D (5 bis 15 µg) nicht in der Lage, Stürze zu vermeiden. Zur Sturzprävention sollten daher Zufuhrmengen an Vitamin D von mindestens 17,5 µg täglich und Serumspiegel an 25(OH)D von mindestens 24 ng/ml angestrebt werden.

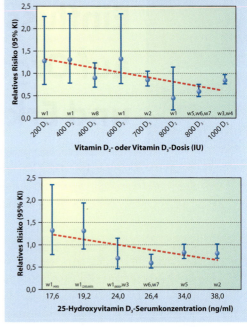

Abb. 6.1: Sturzprävention in Abhängigkeit von der Vitamin D-Dosis und der erzielten 25(OH)D Konzentration (200 IU = 5 µg; nach Bischoff-Ferrari, H A et al. BMJ 2009;339:b3692). KI: Konfidenzintervall.

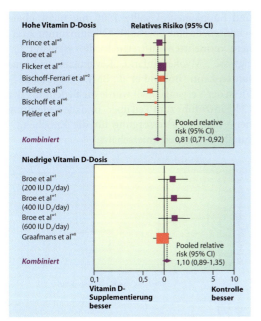

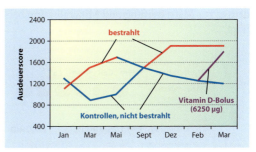

Abb. 6.2: Sturzprävention bei hoher Vitamin D-Dosis (700-1000 IU/Tag = 17,5 -20 µg/Tag) und niedriger Vitamin D-Dosis (200-600 IU/Tag = 5-15 µg/Tag). Violette Rechtecke: Studien mit D_3; rote Rechtecke; Studien mit D_2 (nach Bischoff-Ferrari, H A et al. BMJ 2009;339: b3692).

Ebenfalls gibt es Hinweise, dass eine ausreichende Vitamin D-Versorgung für die Muskelfunktion bei Kindern wichtig ist. Bereits vor mehr als 50 Jahren konnte Ronge zeigen, dass Kinder, deren Hände und Gesicht im Klassenzimmer für 3-5 Stunden im Winter künstlicher UVB-Strahlung ausgesetzt war, bessere Ausdauerleistungen am Fahrradergometer im Vergleich zu einer Kontrollgruppe ohne UVB-Exposition zeigten. Eine ähnlich positive Wirkung auf die Ausdauerleistung der Kinder hatte eine einmalige Vitamin D-Gabe in Höhe von 6,25 mg im Februar.

Abb. 6.3: Ausdauerleistung am Fahrradergometer von 120 Schulkindern, die entweder eine mehrstündige künstliche UV-Bestrahlung im Klassenzimmer erhielten oder als Kontrollen dienten und im Februar einen Bolus von 250.000 IE (6.250 µg) Vitamin D erhielten (nach Ronge, Strahlentherapie 1952; 88:563-566).

6.2. Vitamin D-Mangel und Frakturrisiko

Basierend auf Krankenkassendaten wurde errechnet, dass im Jahr 2003 in Deutschland 7,8 Millionen Menschen (1,3 Millionen Männer und 6,5 Millionen Frauen) unter einer manifesten Osteoporose litten. Jährlich werden in Deutschland etwas 130.000 Patienten aufgrund von Osteoporosebedingten Femurfrakturen behandelt. Die direkten Kosten der Osteoporose belaufen sich in Deutschland auf jährlich ca. 5,4 Milliarden Euro. Es kann davon ausgegangen werden, dass ohne adäquate Prävention bis zu 50 % der Frauen und mehr als 20 % der Männer über 50 Jahre in ihrer verbleibenden Lebenszeit eine osteoporotische Fraktur erleiden werden. Vitamin D kann auf vielfältige Weise das Risiko für osteoporotische Frakturen reduzieren. Es steigert die intestinale Calcium- (und Phosphor-)absorptionsrate und fördert somit die Knochenmineralisation. In diesem Zusammenhang ist ebenfalls eine adäquate orale Calciumzufuhr von Bedeutung, und zwar sowohl für die Prävention als auch für die Therapie der Osteoporose. Erklärt werden kann die Bedeutung beider Nährstoffe dadurch, dass sie über spezifische Rezeptoren in den Knochenzellen die Knochenformation fördern. Hierbei kann durch die Aktivierung eines Calcium-sensiblen-Rezeptors der extrazelluläre Calciumgehalt erhöht und die Proliferation sowie die Kollagensynthese der Prä-Osteoblasten gesteigert werden. Anschließend fördert 1,25(OH)$_2$D durch eine VDR-vermittelte Reaktion die Differenzierung der Osteoblasten, indem es zur Matrixreifung und Mineralisation beiträgt.

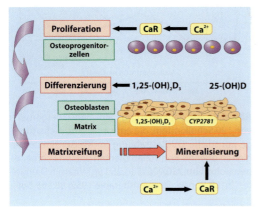

Abb. 6.4: Bedeutung von Calcium und 1,25(OH)$_2$D für die Knochenformation (nach Peterlik & Cross, Eur J Clin Nutr 2009; 63:1377-86). CaR: Calcium-sensibler Rezeptor.

Niedrige 25(OH)D-Konzentrationen sind für die Knochengesundheit nicht nur auf Grund einer gestörten Differenzierung der Osteoblasten schädlich. Zusätzlich kommt es auch häufig zu einem sekundären Hyperparathyreoidismus, der die Osteoklastenaktivität erhöht und somit letztlich zu einem Knochenabbau führt. Vor allem im Alter gehen niedrige 25(OH)D-Konzentrationen häufig mit einer unzureichenden Synthese an 1,25(OH)$_2$D einher, so dass eine effektive Suppression der Parathormonsekretion inhibiert wird. Vitamin D verhindert auch das Auftreten einer Myopathie und verbessert die neuro-muskuläre Koordination. Dies äußert sich u.a. dadurch, dass sich die Muskelkraft verbessert und Körperschwankungen minimiert werden. Auf diese Weise wird letztlich auch das Sturzrisiko reduziert.

Eine Meta-Analyse von RCTs kam zu dem Schluss, dass Vitamin D bei Personen, die 65 Jahre oder älter sind, etwa 20 % der nicht-vertebragenen Frakturen verhindern kann, wenn Serum 25(OH)D-Spiegel von mindestens 30-32 ng/ml erreicht werden. Hierzu ist in der Regel eine Vitamin D-Zufuhr von täglich mindestens 15 bis 20 µg (600-800 I.E.) notwendig. Die DVO (Dachverband Osteologie)-Leitlinie 2009 empfiehlt allen Patienten mit Osteoporose die Einnahme von 20-50 µg (800-2000 I.E.) Vitamin D$_3$ täglich oder eine gleichwertige Dosis in mehrwöchigen Zeitabständen. Die tägliche Gesamtzufuhr an Calcium (Zufuhr über Nahrung und Supplemente) sollte 1500 mg nicht überschreiten, da eine überhöhte Calciumzufuhr zu einem vermehrten Auftreten kardiovaskulärer Ereignisse (Myokardinfarkt, Revakularisierungen) führen kann (Bolland et al., BMJ, 2008; 336:262-6). In der Vergangenheit wurde die Bedeutung der Calciumzufuhr zum Teil über- und die Bedeutung der Vitamin D-Versorgung für die Knochengesundheit zum Teil unterschätzt.

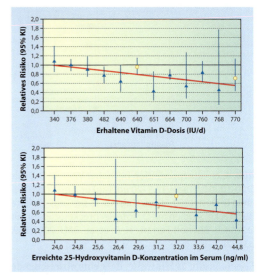

Abb. 6.5: Prävention von nicht-vertebragenen Frakturen in Abhängigkeit von der Vitamin D-Dosis und der erzielten 25(OH)D-Konzentration (200 IU = 5 µg) (nach Bischoff-Ferrari, H. A. et al. Arch Intern Med 2009;169:551-61).

6.3. Kardiovaskuläre Erkrankungen

Weltweit sind kardiovaskuläre Erkrankungen die Nummer eins der Todesursachen. Im Jahr 2005 waren sie für etwa 30 % der Todesfälle verantwortlich. Kardiovaskuläre Erkrankungen umfassen Beschwerden wie die koronare Herzkrankheit (KHK), die periphere arterielle Verschlusskrankheit, zerebrovaskuläre Erkrankungen wie Schlaganfall sowie die Herzinsuffizienz. Es gibt zunehmend Hinweise darauf, dass 1,25(OH)$_2$D wichtige physiologische Effekte in Kardiomyozyten, glatten Muskelzellen sowie den vaskulären Endothelzellen ausübt. In Abb. 6.6 sind die Konsequenzen niedriger 25(OH)D- und niedriger 1,25(OH)$_2$D-Konzentrationen dargestellt. Im Vitamin D-Mangel kommt es zu verstärkten Gefäßkalzifizierungen

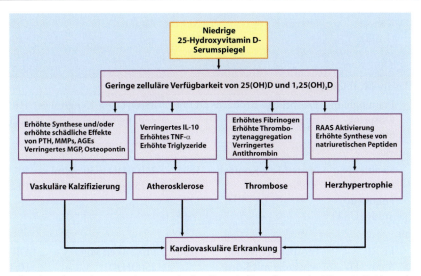

Abb. 6.6: Pathophysiologische Veränderungen im kardiovaskulären System bei Vitamin D-Mangel.

aufgrund einer verminderten Synthese von protektiven Faktoren wie Matrix-Gla-Protein und Osteopontin und einer vermehrten Synthese bzw. Wirksamkeit von Parathormon, Matrix Metalloproteinasen und AGEs (engl. *advanced glycation endproducts*). Letztere gehen u.a. auch bei Diabetikern mit einem erhöhten kardiovaskulären Risiko einher. Des Weiteren werden verstärkt proinflammatorische Zytokine und prothrombotische Substanzen und vermindert antiinflammatorische Zytokine und antithrombotische Substanzen gebildet. Ebenfalls kommt es zu einer Aktivierung des Renin-Angiotensin-Aldosteron-Systems (RAAS) und zur vermehrten Sekretion von natriuretischen Peptiden. Diese pathophysiologischen Veränderungen können letztlich die Entstehung von kardiovaskulären Ereignissen begünstigen bzw. hervorrufen. Kardiovaskuläre Ereignisse treten in Ländern mit ausgeprägten Schwankungen in der UVB-Intensität der Sonne vermehrt im Winter auf. Ebenfalls findet man in Ländern wie Großbritannien im Norden, d.h. in Schottland, eine höhere Prävalenz an kardiovaskulären Ereignissen als im Süden Englands (Elford et al. Lancet 1989; 1: 343-6). In der Schweiz liegt die Prävalenz an kardiovaskulären Erkrankungen in den höher gelegenen Regionen niedriger als im Flachland (Fach et al. Circulation 2009; 120: 495-501).

Ein wesentlicher Risikofaktor für kardiovaskuläre Erkrankungen ist der Bluthochdruck. Die essentielle Hypertonie geht mit verschiedenen Störungen sowohl im extrazellulären als auch im intrazellulären Calciumstoffwechsel einher. So ist das ionisierte und ultrafiltrierbare Calcium im Blut vermindert, während die intrazellulären Konzentrationen erhöht sind. Ebenfalls sind die renalen Calciumverluste im Vergleich zu Normotonikern erhöht (Zittermann Br J Nutr 2003; 89; 552-72). Die genannten Veränderungen können zu einer erhöhten Kontraktilität der glatten Gefäßmuskeln und somit zu einem Bluthochdruck führen. In einer großen landesweiten Erhebung in den Vereinigten Staaten war der systolische Blutdruck bei Personen mit 25(OH)D-Konzentrationen über 34 ng/ml um 3,0 mmHg niedriger und der diastolische Blutdruck um 1,6 mmHg niedriger als bei Personen mit 25(OH)D-Konzentrationen unter 16 ng/ml (Scragg et al. Am J Hyperten 2007;20: 713-9). Eine kürzlich publizierte systematische Übersichtsarbeit und Meta-Analyse kam zu dem Schluss, dass durch Vitamin D-Supplementierung bzw. UVB-Exposition ein signifikanter Rückgang des systolischen Blutdrucks von -6,18 mm Hg und ein nicht signifikanter Rückgang des diastolischen Blutdrucks von -2,56 mm Hg bei Hypertonikern erzielt wird. Keine Senkung des Blutdrucks wurde in Studien gefunden, bei denen die Patienten zu Studienbeginn normoton waren (Witham et al. J Hypertens. 2009; 27:1948-54). Da die bisher durchgeführten randomisierten Studien nur kleine Stichprobenumfänge hatten, müssen zukünftige Studien zeigen, inwieweit die Ergebnisse verall-

Studie	Kohorte (Land)	Design	Anzahl Pat.	Parameter	Odds/hazard ratio oder Relatives Risiko (95 % KI)
Kardiovaskuläre Morbidität					
Wang et al. 2008	Framingham Offspring-Study (USA)	Prospektive Beobachtungsstudie	1739	25(OH)D > 15 ng/ml vs < 10 ng/ml	HR 0.55 (0.32 to 0.97)
Myokardinfarkt					
Giovannucci et al., 2008	Health Professionals Follow-up Study (USA)	Nested Fall-Kontroll-Studie	1354	25(OH)D > 30 ng/ml vs < 15 ng/ml	RR 0.48 (0.28 to 0.81)
Schlaganfall					
Pilz et al. 2009	LURIC-Study (D)	Prospektive Kohortenstudie mit Koronarangiographie	3258	Pro z-Wert von 25(OH)D	OR 0.58 (0.43 to 0.78)
Kilkkinen et al., 2009	Mini-Finland Health Survey (Fl)	Prospektive Beobachtungsstudie	6219	25(OH)D 28 ng/ml vs 8,8 ng/ml	HR 0.48 (0.31 to 0.75)
Kardiovaskuläre Mortalität					
Kilkkinen et al., 2009	Mini-Finland Health Survey (Fl)	Prospektive Beobachtungsstudie	6219	25(OH)D 28 ng/ml vs 8,8 ng/ml	HR 0.91 (0.70 to 1.18)
Dobnig et al., 2008	LURIC-Study (D)	Prospektive Kohortenstudie mit Koronarangiographie	3258	Median 25(OH)D 28 ng/ml vs 7,6 ng/ml	HR 0.45 (0.32 to 0.64)
Pilz et al., 2009	Hoorn-Study (NL)	Prospektive Beobachtungsstudie bei 50-75jährigen	614	Drei höchste vs. niedrigste 25 (OH)D Quartile	HR 0.19 (0.07 to 0.50)
Melamed et al., 2008	NHANES III-Study (USA)	Prospektive Beobachtungsstudie	13331	25(OH)D > 32 vs < 18 ng/ml	HR 0.82 (0.61 to1.11)
Ginde et al., 2009	NHANES III-Study (USA)	Prospektive Beobachtungsstudie bei > 65jährigen	3408	25(OH)D > 40 ng/ml vs < 10 ng/ml	HR 0.42 (0.21 to 0.86)

Tab. 6.1: Studien, die den Zusammenhang zwischen kardiovaskulärer Morbidität und Mortalität in Abhängigkeit vom Serumspiegel an 25-Hydroxyvitamin D untersucht haben. KI: Konfidenzintervall.

6.3. Kardiovaskuläre Erkrankungen

gemeinert werden können. Insgesamt stimmen die Ergebnisse jedoch gut damit überein, dass mehrere groß angelegte prospektive Beobachtungsstudien bzw. Kohortenstudien bei adäquatem Vitamin D-Status eine ca. 50 % niedrigere kardiovaskuläre Morbidität im Vergleich zu einer schlechten Vitamin D-Versorgung ergaben. Ähnliche Ergebnisse liegen für die kardiovaskuläre Mortalität vor.

Eine der größten prospektiven Kohortenstudien zu Vitamin D, die so genannte LURIC-Studie, stammt aus Deutschland (Dobnig et al. Arch Intern Med. 2008;168:1340-9). In dieser Studie, die über einen Beobachtungszeitraum von mehr als 7 Jahren an Patienten durchgeführt wurde, die sich einer Koronarangiographie unterzogen hatten, war bei niedrigem Vitamin D-Status auch die Mortalität an Schlaganfällen sowie das Risiko an Herzinsuffizienz zu versterben am höchsten.

An diesem Kollektiv wurde ebenfalls deutlich, dass die Gesamtmortalität dann am höchsten war, wenn sowohl die 25(OH)D-Konzentrationen als auch die 1,25(OH)$_2$D-Konzentrationen sehr niedrig lagen.

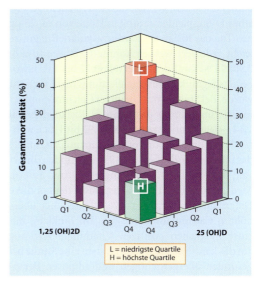

Abb. 6.8: Gesamtmortalität in der LURIC-Studie in Abhängigkeit von der 25-Hydroxyvitamin D- und 1,25(OH)$_2$D-Quartile (nach Dobnig et al. Arch Intern Med 2008; 168;1340-9). Q1-Q4: Quartile 1-4.

Kohortenstudien überschätzen jedoch meist den Effekt eines Faktors, selbst bei multivariater Adjustierung, da nur schwierig zwischen Ursache und Wirkung unterschieden werden kann. Zum Thema Vitamin D und kardiovaskuläre Morbidität liegen bisher nur wenige prospektive randomisierte Studien vor. Die *Women's Health Initiative* (WHI) Calcium/Vitamin D-Studie konnte nicht belegen, dass durch tägliche Supplementierung mit 1000 mg Calcium und 10 μg Vitamin D die kardiovaskuläre Morbidität oder Mortalität verringert werden kann (Hsia et al., Circulation 2007; 115:846-54; LaCroix et al. J. Gerontol. A Biol. Sci. Med. Sci. 2009; 64, 559-67). Inzwischen ist allerdings klar, dass eine Dosis von täglich 10 μg Vitamin D viel zu niedrig ist, um einen adäquaten Anstieg der 25(OH)D-Spiegel im Serum zu erzielen (☞ Kap. 7.1.). Des Weiteren erhöht die Gabe eines Calciumsupplements in Höhe von täglich 1000 mg das Risiko für kardiovaskuläre Ereignisse bei gesunden älteren Frauen, die bereits zu Studienbeginn schon ausreichend mit Calcium versorgt waren (Bolland

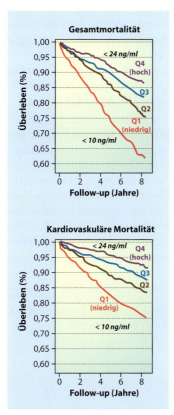

Abb. 6.7: Mortalität in der LURIC-Studie (3258 Patienten, die sich einer Koronarangiographie unterzogen) in Abhängigkeit vom 25(OH)D Spiegel; Follow-up Zeitraum: 7,7 Jahre (nach Dobnig et al. Arch Intern Med 2008; 168;1340-9). Q1-Q4: Quartile 1-4.

et al., BMJ, 2008; 336:262-6). Beide Effekte, die geringe Vitamin D-Zufuhr sowie die relativ hohe zusätzliche Calciumzufuhr könnten das Ergebnis der WHI-Studie negativ beeinflusst haben. In Übereinstimmung mit dieser Annahme hat eine Metaanalyse, bei der sieben randomisierte Studien einbezogen wurden, gezeigt, dass durch alleinige Vitamin D-Supplementierung in Höhe von ca. 25 µg pro Tag das Risiko für kardiovaskuläre Ereignisse leicht reduziert werden konnte (relatives Risiko: 0,90; 95 % Konfidenzintervall: 0,77 bis 1,05), wobei das Signifikanzniveau allerdings nicht erreicht wurde. Bei Studien mit alleiniger Calcium-Supplementierung betrug das relatives Risiko dagegen 1,14 (95 % Konfidenzintervall: 0,92 bis 1,41), während bei Kombination von Calcium mit Vitamin D das relatives Risiko bei 1,04 (95 % Konfidenzintervall: 0,92 bis 1,18) lag (Wang et al. Ann. Intern. Med. 2010, 152, 315-23). Insgesamt deuten diese Daten auf mögliche negative Effekte einer überhöhten Calciumaufnahme hin. Im Einklang mit einer möglichen positiven Vitamin D-Wirkung auf das kardiovaskuläre Risiko steht eine Studie bei gesunden übergewichtigen und adipösen Personen, die an einem Gewichtsreduktionsprogramm teilnahmen und eine tägliche Vitamin D-Supplementation mit 83 µg über einen Zeitraum von einem Jahr durchführten. Es trat eine positiven Beeinflussung verschiedener traditioneller (Triglyzeride, Tumor-Nekrose-Faktor-α) und nicht-traditioneller kardiovaskulären Risikofaktoren (Parathormon, 1,25(OH)$_2$D) auf. Die initiale 25(OH)D-Konzentrationen der Probanden lag bei 12 ng/ml (Zittermann et al. Am. J. Clin. Nutr. 2009; 89: 1321-7).

6.4. Vitamin D und Niereninsuffizienz

Die chronische Niereninsuffizienz ist eine Erkrankung, die mit dem Untergang von Nierenparenchymgewebe und einer verminderten Funktionsfähigkeit der Niere einhergeht. Sie lässt sich in verschiedene Stadien einteilen. Diese Einteilung erfolgt im Wesentlichen in Abhängigkeit von der glomerulären Filtrationsrate (GFR). Der Abfall der GFR äußert sich biochemisch durch einen Anstieg der Harnstoffkonzentration im Serum sowie insbesondere auch durch einen Anstieg des Kreatinin- und Cystatin C-Spiegels. Es sind Formeln entwickelt worden, um anhand der Kreatinin- und Cystatin C-Spiegel die GFR zu berechnen (www.nierenrechner.de, Zugriff am 3.6.2010).

Stadium	GFR (ml/min/1,73m^2)	Beschreibung
1	> 90	Nierenerkrankung mit normaler Nierenfunktion
2	60-89	Nierenerkrankung mit milder Funktionseinschränkung
3	30-59	mittelgradige Niereninsuffizienz
4	15-29	hochgradige Niereninsuffizienz
5	<15 oder Dialyse	terminales Nierenversagen

Tab. 6.2: Stadien der Niereninsuffizienz.

Weltweit beträgt die Prävalenz des Stadiums 3 der Niereninsuffizienz ungefähr 4 %. Die Prävalenz steigt auf 11 % bei der Gruppe der über 50jährigen und auf über 16 % bei den über 60jährigen. Alleine in den Vereinigten Staaten benötigen ca. 400.000 Patienten eine Dialysetherapie.

Die Niere spielt aufgrund ihrer hohen 1α-Hydroxylaseaktivität eine wesentliche Rolle für die Aufrechterhaltung der Blutkonzentrationen an 1,25(OH)$_2$D. Eine Niereninsuffizienz geht daher mit deutlichen Störungen im Vitamin D- und Mineralstoffwechsel einher. Bereits im Frühstadium der sich verschlechternden Nierenfunktion fallen die Serumkonzentrationen an 1,25(OH)$_2$D ab. Parallel kommt es zu einer verminderten renalen Phosphatexkretion.

6.4. Vitamin D und Niereninsuffizienz

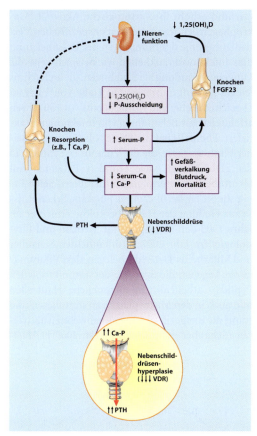

Abb. 6.9: Einfluss einer gestörten Nierenfunktion auf den Mineralstoffwechsel und das kardiovaskuläre System. Ca: Calcium; FGF: Fibroblast Growth Factor; PHT: Parathormon; P: Phosphor; VDR: Vitamin D-Rezeptor.

Die Aktivitätsabnahme der 1α-Hydroxylase tritt auf, wenn die Anzahl an funktionsfähigen Nephronen abnimmt. Dies führt dann gleichzeitig zu einem Phosphatüberschuss und zu einer vermehrten Sekretion von Parathormon. Für den Parathormonanstieg sind verschiedene Stimuli verantwortlich. Im Wesentlichen handelt es sich dabei um die reduzierte 1,25(OH)$_2$D-Synthese sowie eine parallel auftretende Hypocalcämie. Bereits in der frühen Phase der Niereninsuffizienz kommt es ebenfalls zu einer Resistenz gegenüber physiologischen Konzentrationen an 1,25(OH)$_2$D, was die Entstehung von hohen Parathormonspiegeln und die Ausbildung eines sekundären Hyperparathyreoidismus fördert. Mittlerweile gibt es verschiedene Hinweise, dass der Abfall der 1,25(OH)$_2$D-Konzentrationen nicht die Folge der Niereninsuffizienz, sondern zumindest teilweise deren Ursache ist. Auch sind niedrige 25(OH)D-Konzentrationen bei Niereninsuffizienten weit verbreitet. So stellt bei Niereninsuffizienten bereits in der Frühphase der Erkrankung ein niedriger 25(OH)D-Spiegel eine wichtige Ursache für einen Abfall der 1,25(OH)$_2$D-Konzentrationen dar. Es ist daher auch vermutet worden, dass der Abfall der 1,25(OH)$_2$D-Konzentration ein wesentlicher Faktor für die Progression der Niereninsuffizienz ist. Als zugrunde liegender Mechanismus wird diskutiert, dass es im 1,25(OH)$_2$D-Mangel zu einer Aktivierung von TACE (engl. *Tumor necrosis factor Alpha Converting Enzyme*) kommt. TACE wiederum fördert die Entstehung eines sekundären Hyperparathyreoidismus und führt zu fibrotischen und inflammatorischen Schädigungen des Nierenparenchymgewebes (Dusso et al, J Steroid Biochem Mol Biol. 2010;121:193-8). Die Störungen im Mineralstoffhaushalt wie das Auftreten einer Hyperphosphatämie und eines sekundären Hyperparathyreoidismus sowie die Nierenschädigungen sind demnach sekundäre Folgen des 1,25(OH)$_2$D-Abfalls. Diese Hypothese stimmt auch damit überein, dass anhand von randomisierten, prospektiven Studien die Therapie mit aktivem Vitamin D bzw. mit Vitamin D-Analoga die Proteinurie reduzieren kann (Agarwal et al., Kidney Int 2005; 68: 2823-8; Alborzi et al. Hypertension 2008; 52: 249-55).

Die gestörte Nierenfunktion sowie die pathophysiologischen Veränderungen im Mineralstoffhaushalt haben ebenfalls Konsequenzen für das kardiovaskuläre System. Eine Niereninsuffizienz führt häufig zu Bluthochdruck sowie zu vaskulären Kalzifizierungen. Bei Patienten mit Niereninsuffizienz ist sowohl ein Defizit an 1,25(OH)$_2$D weit verbreitet als auch die Prävalenz an vaskulären Kalzifizierungen stark erhöht. Der Abfall der GFR geht nicht nur mit einem Abfall der 1,25(OH)$_2$D-Konzentrationen, sondern auch mit einem progressiven Anstieg an kardiovaskulären Ereignissen einher.

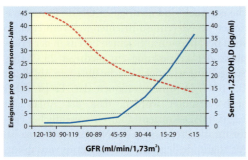

Abb. 6.10: Zusammenhang zwischen GFR, Serumkonzentration an 1,25(OH)2D und der Alters-standardisierten Rate an kardiovaskulären Ereignissen bei Patienten mit chronischer Niereninsuffizienz (nach Zittermann & Koerfer, Mol Aspects Med 2008;29:423-32). GFR: glomeruläre Filtrationsrate.

Niereninsuffiziente haben auch eine stark verminderte Überlebensrate. Dagegen lassen groß angelegte retrospektive Studien vermuten, dass die Therapie mit aktivem Vitamin D das Überleben bei Patienten mit Niereninsuffizienz um 20-24 % verbessern kann, unabhängig vom Einfluss auf den Parathormonspiegel (Zittermann et al. Curr Opin Lipidol. 2007;18:41-6). Wolf et al. (Kidney Int 2007;72:1004-13) berichten, dass Patienten mit chronischer Niereninsuffizienz und 25(OH)D-Konzentrationen > 10 ng/ml sowie 1,25(OH)$_2$D-Konzentrationen ≥ 15 pg/ml ein um den Faktor 2-3 geringeres 90-Tage Mortalitätsrisiko hatten als Patienten, bei denen diese beiden Grenzwerte unterschritten waren.

Niereninsuffiziente mit niedrigen 25(OH)D-Konzentrationen benötigen daher eine Vitamin D-Substitution und bei Stadium 4-5 der Niereninsuffizienz ebenfalls die Gabe von aktiven Vitamin D-Metaboliten (siehe auch Abschnitt Orale Zufuhrmengen zur Erzielung eines adäquaten Vitamin D-Status).

6.5. Vitamin D und Infektionen

Es gibt zunehmend Belege dafür, dass Vitamin D eine zentrale Rolle im Immunsystem spielt. Das Immunsystem besteht aus dem angeborenen und des adaptiven Immunsystems. Vitamin D aktiviert vermutlich die unspezifische Immunabwehr und supprimiert die spezifische Abwehr. 1,25(OH)$_2$D ist in der Lage, die Differenzierung von Monozyten in Makrophagen zu induzieren. Darüber hinaus steigert 1,25(OH)$_2$D die Aktivität der Makrophagen und erhöht ihre zytotoxische Aktivität. Makrophagen gehören zur ersten unspezifischen Verteidigungslinie des Immunsystems. Es ist bekannt, dass Infektionskrankheiten wie beispielsweise die Lungenentzündung bei Säuglingen, die an Rachitis leiden, gehäuft auftreten. Die Gabe von Vitamin D-reichem Lebertran wurde bereits vor 150 Jahren erfolgreich zur Behandlung von Infektionen praktiziert. Ebenfalls hat der Däne Nils Finsen mit seiner Phototherapie, die die Vitamin D-Synthese in der Haut anregt, viele Hundert Patienten mit Hauttuberkulose erfolgreich therapiert. Seine Erfolgsquote lag bei über 90 %. Für seine Erkenntnisse zur Heilung der Hauttuberkulose erhielt er im Jahre 1903 den Nobelpreis für Medizin und Physiologie. Im Jahr 2007 veröffentlichten Schauber und Mitarbeiter Daten die belegen, dass Vitamin D in der Lage ist, die Synthese des antimikrobiellen Peptids Cathelicidin in menschliche Hautzellen und auch in den Makrophagen zu stimulieren und somit die unspezifische Immunabwehr zu aktivieren (Schauber et al. J Clin Invest. 2007;117:803-11).

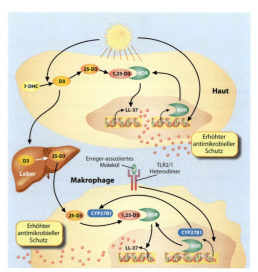

Abb. 6.11: Immuneffekte von Vitamin D auf Hautzellen und Makrophagen (nach Zasloff: Nature Medicine 2006; 4: 388-9).

Bei Kindern mit Rachitis führt die Gabe von aktiviertem Vitamin D über 4 Wochen im Vergleich zu gesunden Kontrollpersonen ohne Vitamin D-Gabe zu einer signifikanten Erhöhung der Expression von Cathelicidin in den neutrophilen Granulozyten. Dies verdeutlicht die kritische Rolle von

1,25(OH)₂D für die unspezifische Immunabwehr (Misawa et al. Int J Hematol. 2009; 90: 561-70). Für die Makrophagen stellt wahrscheinlich die im Blut zirkulierende Menge an 25(OH)D einen limitierenden Faktor für die Synthese an 1,25(OH)₂D dar, da sie 25(OH)D als Substrat nutzen. Eine Meta-Analyse von Beobachtungsstudien hat gezeigt, dass Patienten mit Tuberkulose niedrigere 25(OH)D-Konzentrationen als gesunde Kontrollpersonen aufweisen (Nnoaham & Clarke Int J Epidemiol. 2008; 37: 113-9). Auch die Erkrankungsraten an Influenza weisen Häufigkeitsgipfel auf, die mit einer protektiven Vitamin D-Wirkung übereinstimmen. So wiesen die Ausbrüche an Influenza A-Fällen und Grippe-ähnlichen Erkrankungen in den 60er und 70er Jahren des letzten Jahrhundert in England und anderen westlichen Ländern Häufigkeitsgipfel in den Wintermonaten auf, als die UVB-Strahlung der Sonne gering war (Cannell et al. Epidemiol Infect 2006; 134: 1129-40). Bei japanischen Kindergartenkindern reduzierte die Supplementierung mit Vitamin D das Influenza A-Risiko während der Winterzeit um 42 %.

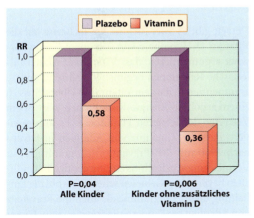

Abb. 6.12: Einfluss einer Vitamin D-Supplementierung (30 μg/Tag) von japanischen Kindergartenkindern (n=334) auf die Influenza A-Infektionsrate im Winter (Urashima et al. Am J Clin Nutr 2010; 91: 1255-60).

Vitamin D ist in der Lage, die Aktivität der natürlichen Killerzellen (NK)-Zellen zu erhöhen. Diese Zellen schützen den Körper vor Viren und anderen Krankheitserregern. Einige Viren sind in der Lage, Haupt-Histokompatibilitäts-Komplex (MHC) Klasse I Moleküle auf der Oberfläche ihrer Wirtszelle zu unterdrücken und sich damit der Zerstörung durch T-Lymphozyten zu entziehen. Allerdings macht der Verlust der MHC-Moleküle diese Zellen anfällig für die NK-Zell-vermittelte Apoptose, die wiederum durch Vitamin D aktiviert wird. Einige epidemiologische Daten lassen auch vermuten, dass Vitamin D die Anfälligkeit für bakteriell verursachte Infektionen der oberen Atemwege reduzieren kann (Ginde et al. Arch Intn Med 2009; 169:384-90). Während erwartungsgemäß die Infektionen im Winter häufiger als im Sommer auftreten, ist in allen Jahreszeiten die Prävalenz bei 25(OH)D-Konzentrationen > 30 ng/ml um ein Drittel niedriger als bei 25(OH)D-Konzentrationen < 10 ng/ml. Im Einklang mit diesen epidemiologischen Ergebnissen ergab die RECORD-Studie, eine prospektive, randomisierte, kontrollierte Studie mit rund 3.500 Teilnehmern, die entweder täglich 20 μg Vitamin D oder Placebo erhielten, in der Verum-Gruppe eine geringere Neigung für Infektionen und Antibiotikaeinsatz im Vergleich zur Plazebo-Gruppe (Avenell et al. Age Ageing. 2007; 36: 574-7). In einer anderen prospektiven, randomisierten Studie bei Personen mit initialen 25(OH)D-Konzentrationen unter 20 ng/ml reduzierte eine Supplementierung mit 20 μg oder 50 μg Vitamin D täglich über 3 Jahre das Risiko für Infektionen der oberen Atemwege bei Patienten signifikant (Aloia et al. Arch Intern Med. 2005; 165: 1618-23). Im Gegensatz dazu konnte eine tägliche Vitamin D-Gabe von 50 μg über 12 Wochen Infektionen der oberen Atemwege bei Patienten mit initialen 25(OH)D-Konzentrationen über 20 ng/ml nicht verhindern (Li-Ng et al. Epidemiol. Infect. 2009; 137: 1396-1404). Die Vitamin D-Gabe macht somit offensichtlich nur dann Sinn, wenn vorher eine insuffiziente oder defizitäre Vitamin D-Versorgung vorliegt.

6.6. Vitamin D und Allergien

Allergien stellen eine Reaktion des adaptiven Immunsystems gegenüber harmlosen Fremdstoffen dar. Bei diesen handelt es sich meist um Proteine. Die Aktivierung des adaptiven Immunsystems ist komplex. Generell ist es wichtig, dass spezifische Signalwege des spezifischen Immunsystems ausreichend unterdrückt werden, um Autoimmunerkrankungen oder allergische Reaktionen zu vermeiden. Für die Aufrechterhaltung der immunologischen Toleranz sind regulatorische T-Zellen von entscheidender Bedeutung. Ihre wichtige Rol-

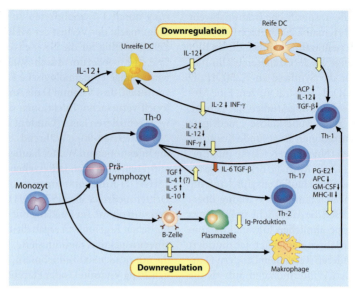

Abb. 6.13: Immunomodulatorische Effekte von Vitamin D (nach Arnson et al., Ann Rheum Dis 2007; 66: 1137-42). APC: Antigen presenting cell; DC: Dendritic cell; IL: Interleukin; GM-CSF: Granulocyte monocyte colony-stimulating factor; Ig: Immunglobulin; INF: Interferon; MHC: Haupt-Histokompatibiltäts-Komplex; PG: Prostaglandin; TGF: Transforming growth factor; ↓: Suppression; ↑: Stimulierung.

le besteht darin, die T-Zell-vermittelte Immunität gegen Ende einer Immunreaktion herunterzufahren und somit auto-reaktive T-Zellen zu unterdrücken.

Ein starkes Übergewicht an T-Helfer-Zellen vom Typ 2 (Th2) führt zu pathologischen Situationen, wie beispielsweise der Überproduktion von IgE und allergischen Erkrankungen, während ein starkes Th1 Übergewicht zu schwerwiegenden Autoimmunkrankheiten und Abstoßungsreaktionen führen kann. Von klinischer Bedeutung ist die Tatsache, dass dendritische Zellen (DCs), je nach Reifezustand und Zelloberflächenrezeptoren, naive T-Zellen nicht nur in Richtung einer immunologischen Reaktion bewegen können, sondern auch in Richtung Immuntoleranz. Tolerante DCs befinden sich generell im halbreifen Zustand. Vitamin D kann das adaptive Immunsystem auf vielfältige Weise modulieren. In-vivo Untersuchungen an Modellen zur Organtransplantation und zu Autoimmunerkrankungen haben gezeigt, dass $1,25(OH)_2D$ tolerante DCs generiert. DCs stellen wichtige Effektzellen für $1,25(OH)_2D$ dar. $1,25(OH)_2D$ verhindert die Differenzierung und Reifung von DCs, so dass diese ihren halbreifen Zustand beibehalten. $1,25(OH)_2D$ ist auch in der Lage, die Sekretion des anti-inflammatorischen und anti-allergischen Zytokins IL-10 in DCs zu steigern.

Derzeit gibt es zwei Richtungen in Bezug auf die Vitamin D-Hypothese von Allergien: Einige Forscher argumentieren, dass Vitamin D-Mangel allergische Reaktionen begünstigt, während andere argumentieren, dass ein Vitamin D-Überschuss zu einem erhöhten Allergie-Risiko führt. Wjst ist ein Vertreter der letzteren Hypothese. Er argumentiert, dass die Zunahme von Allergien in Bayern nach 1960 mit den Präventionsprogrammen zur Vermeidung von Rachitis zusammenfiel. In ländlichen bayerischen Gebieten scheint sowohl die Einhaltung dieser Programme als auch die Prävalenz von Allergien bei Kindern niedriger zu sein. Dieser Schutz scheint insbesondere im ersten Lebensjahr zu bestehen, wenn auch die Rachitisprophylaxe mit Vitamin D normalerweise empfohlen wird. Die Hypothese von Wjst beruht auf der Annahme, dass Vitamin D zu einer verstärkten Aktivierung von Th2-Zellen und somit zu einer erhöhten IgE-Produktion führen könne. Generell wird diese Hypothese durch Befunde gestützt, die ergaben, dass die mütterlichen 25(OH)D-Konzentrationen in der späten Schwangerschaft invers mit dem Auftreten von Asthma bei den Kindern im Alter von 9 Jahren assoziiert waren. Auch war bei einer Studie

die Vitamin-D-Supplementierung während der Kindheit mit einem höheren Allergierisiko verbunden. Bei der US-amerikanischen NHANES-Studie wiesen Personen, die in der Quartile mit den höchsten 25(OH)D-Spiegeln lagen auch eine erhöhte Prävalenz an Rhinitis auf (Zittermann et al. Inflamm Allergy Drug Targets. 2009; 8: 161-8.). Eine Reihe anderer Studien fanden dagegen eine erhöhte Allergieprävalenz bei niedrigen 25(OH)D-Konzentrationen (Zittermann et al. Inflamm Allergy Drug Targets. 2009; 8: 161-8.). Auch verbesserte die Gabe von 1,25(OH)$_2$D zu Blutzellen von gesunden Personen sowie von Steroid-resistenten Asthma-Patienten die Reaktionsfähigkeit dieser Zellen in Bezug auf die Dexamethason-induzierte Interleukin-10-Produktion. In einer randomisierten, doppelt-blinden, Placebo-kontrollierten Studie verbesserte die Supplementierung mit 25 µg Vitamin D$_2$ Hautsymptome von Kindern mit atopischer Dermatitis (Sidbury et al. Br J Dermatol. 2008; 159: 245-7).

Insgesamt kann nicht ausgeschlossen werden, dass sowohl ein Vitamin D-Defizit als auch ein Vitamin-D-Überschuss das Risiko allergischer Reaktionen erhöhen kann. Diese Annahme wird durch neuere Erkenntnisse unterstützt. So berichten Hyppönen et al. (Allergy. 2009; 64: 613-20) über eine biphasische Wirkung von Vitamin D bei einer Untersuchung von Teilnehmern einer britischen Geburtskohorte von 1958. Sowohl hohe als auch niedrige 25(OH)D-Spiegel gingen hierbei mit erhöhten IgE-Konzentrationen einher. Verglichen mit der Referenz-Gruppe mit den niedrigsten IgE-Konzentrationen, die 25(OH)D-Konzentrationen von 40-50 ng/ml] aufwies, lagen bei Personen im Vitamin D-Defizit (25(OH)D < 10 ng/ml) die IgE-Konzentrationen um 29 % höher und bei Personen mit 25(OH)D-Konzentrationen > 54 ng/ml um 56 % höher.

6.7. Vitamin D und Diabetes mellitus

Sowohl in-vitro als auch in-vivo Studien deuten darauf hin, dass Vitamin D die Zerstörung der β-Zellen des Pankreas verhindern und somit die Prävalenz der Form des Diabetes mellitus, der durch Autoimmunreaktionen hervorgerufen wird (Typ 1-Diabetes), verringern kann. Dies geschieht wahrscheinlich zumindest teilweise durch eine Suppression von proinflammatorischen Zytokinen wie dem Tumor-Nekrose-Faktor (TNF)-α. Diese immunmodulierende Wirkung kann somit eine mögliche protektive Rolle von Vitamin D bei Autoimmunerkrankungen wie dem Typ 1-Diabetes mellitus erklären. Auffallend ist, dass eine enge Beziehung zwischen der solaren UVB-Intensität, als wesentlicher Vitamin D-Quelle für den Menschen, und der Alters-standardisierten Inzidenzraten an Diabetes mellitus Typ 1 bei Kindern im Alter <14 Jahre in verschiedenen Regionen der Erde gefunden wurde. Die Inzidenzraten lagen generell höher in höheren Breiten als in niedrigen.

Hyppönen et al. (Lancet. 2001; 358: 1500-3) konnten zeigen, dass Kinder, die in Finnland in den 60er Jahren des letzten Jahrhunderts eine tägliche Vitamin D-Supplementation mit damals 50 µg erhielten, in späteren Jahren seltener an Typ 1-Diabetes erkrankten als Kinder ohne Rachitisprophylaxe. Dagegen war das spätere Risiko für Typ 1-Diabetes bei Personen, die als Kleinkinder an Rachitis litten, 3fach höher als bei Personen, die als Kleinkinder keine Rachitis hatten. Eine Meta-Analyse von vier Fall-Kontroll-Studien hat gezeigt, dass das Risiko für Typ 1-Diabetes um 29 % reduziert wurde, wenn die Säuglinge ein Vitamin D-Supplement einnahmen (Zipitis & Akobeng Arch Dis Child. 2008; 93: 512-7). Ebenfalls gibt es Hinweise auf einen Dosis-Wirkungs-Effekt dahingehend, dass mit höherer Gabe an Vitamin D das Risiko für Typ 1-Diabetes abnimmt. Nicht auszuschließen ist auch, dass das Timing der Vitamin D-Supplementation für das spätere Auftreten von Typ 1-Diabetes wichtig ist und dass eine adäquate Vitamin D-Versorgung in der frühkindlichen Phase besonders wichtig ist. In einer randomisierten, kontrollierten chinesischen Studie (Li et al. Diabetes Metab Res Rev. 2009; 25: 411-6) konnte bei der Mehrzahl der Erwachsenen, die einen latenten Autoimmun-Diabetes aufwiesen, durch zusätzliche Behandlung mit aktivem Vitamin D ein Anstieg der Plasma-Konzentrationen an C-Peptid im nüchternen Zustand gegenüber Patienten, die nur mit Insulin behandelt wurden, erzielt werden. Die Sekretion des C-Peptids erfolgt im stöchiometrischen Verhältnis zu Insulin und spiegelt daher die endogene Insulinsekretion wieder.

Die Pathogenese des Typ 2-Diabetes mellitus umfasst sowohl eine Dysfunktion der β-Zellen als auch eine Insulinresistenz. Im Jahr 2007 führten

Pittas et al. (J Clin Endocrinol Metab. 2007; 92: 2017-29) einen systematischen Review und eine Meta-Analyse von Beobachtungsstudien und klinischen Studien bei Erwachsenen zum Thema Vitamin D-Status und Glukose-Homöostase bei Typ 2-Diabetes durch. Die Beobachtungsstudien zeigen einen relativ konsistenten Zusammenhang zwischen einem niedrigen Vitamin-D-Status und dem Auftreten eines Typ-2-Diabetes mit einer Odds Ratio von 0,36 beim Vergleich der höchsten gegenüber den niedrigsten 25(OH)D-Konzentrationen. Bei den RCTs mit Vitamin D- und/oder Calcium-Supplementierung wurde eine Prävention des Typ 2-Diabetes nur in Populationen mit hohem Risiko (z.B. bei Personen mit Glukose-Intoleranz) gefunden. Jüngste Studien ergaben, dass die Vitamin D-Supplementierung keine Verbesserung der Blutzuckerkontrolle bei Diabetikern mit Ausgangswert an 25(OH)D-Spiegel über 20 ng/ml bewirkt (Jorde et al. Eur J Nutr 2009; 48: 349-54). Dagegen verbesserte die tägliche Gabe von 100 µg Vitamin D die Insulinsensitivität bei insulinresistenten südasiatischen Frauen mit Ausgangswerten an 25(OH)D unter 20 ng/ml.

Die Insulinresistenz besserte sich dann, wenn die 25(OH)D-Konzentration über 32 ng/ml anstieg. Optimale Konzentrationen an 25(OH)D für die Verbesserung der Insulinresistenz waren Werte zwischen 32 und 48 ng/ml. Erneut zeigen die Daten, dass insbesondere diejenigen Patienten von einer Vitamin D-Gabe profitieren, deren 25(OH)D-Konzentrationen vorher im insuffizienten oder defizitären Bereich lagen.

6.8. Multiple Sklerose

Die Multiple Sklerose (MS) ist eine Erkrankung, die mit einer entzündlichen Demyelinisierung des zentralen Nervensystems einhergeht, zu Gebrechlichkeit führt und tödlich enden kann. Die Manifestation der Krankheit liegt typischerweise zwischen der dritten und fünften Lebensdekade. In Europa, Nordamerika und Australien findet man in Regionen mit erhöhter UVB-Strahlung eine vergleichsweise niedrige MS-Prävalenz und umgekehrt.

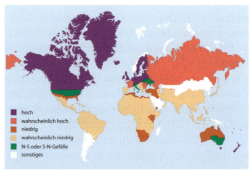

Abb. 6.15: Prävalenz der Multiplen Sklerose weltweit.

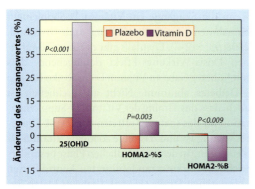

Abb. 6.14: Einfluss einer täglichen Vitamin D-Supplementierung (100 µg) auf den Serumspiegel an 25(OH)D sowie die Insulinresistenz bei Vitamin D-Insuffizienten (25(OH)D < 20 ng/ml) Südasiatinnen (nach von Hurst et al., Br J Nutr 2009; 102;549-55).

Ausnahmen von diesem allgemeinen Nord-Süd-Gefälle in der MS-Prävalenz der nördlichen Hemisphäre bilden einige Schweizer Regionen in den Bergen, Grönland sowie die Küstenregionen Norwegens. In diesen Regionen ist die MS-Prävalenz traditionell gering. Diese Ergebnisse stimmen mit der Hypothese überein, dass ein inadäquater Vitamin D-Status einen bedeutenden Risikofaktor der MS darstellt. In den Schweizer Bergen ist die jährliche UVB-Strahlung intensiver als im Flachland. In Grönland und in den Küstenregionen Norwegens ist der Konsum von Vitamin-D-reichem fettem Fisch und von Lebertran traditionell hoch. Interessanterweise besteht in Israel ein

Zusammenhang zwischen MS-Prävalenz und Herkunftsland (Chaudhuri Med Hypotheses. 2005; 64: 608-18). Die MS-Prävalenz ist hoch bei Menschen, die in einem Land mit ganzjährig relativ niedriger UVB-Strahlung geboren wurden (z.B. Mittel- und Osteuropa), was darauf hinweist, dass möglicherweise der Vitamin D-Status während der Fötalphase von Bedeutung für die MS-Empfindlichkeit ist. Allerdings weisen die Krankheitsschübe in Deutschland und in Tasmanien in Australien auch einen saisonalen Verlauf auf, der invers mit der Vitamin D-Versorgung assoziiert ist.

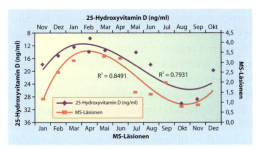

Abb. 6.16: Inverser Zusammenhang zwischen den Serumspiegeln an 25-Hydroxyvitamin D und der Krankheitsaktivität bei MS-Patienten in Deutschland (nach Embry et al. Ann Neurol 2000; 48; 271-2).

In einer Untersuchung in den Vereinigten Staaten an mehr als 7 Millionen Militärangehörigen war die MS-Prävalenz deutlich niedriger bei Personen, die 25(OH)D-Konzentrationen zwischen 40 und 60 nglm/l aufwiesen als Personen, die 25(OH)D-Konzentrationen < 25 ng/ml aufwiesen. Der Zusammenhang mit der Vitamin D-Versorgung trat jedoch nur bei Weißen und nicht bei Afroamerikanern auf (Munger et al. JAMA 2006; 296: 2832-8). Dies deutet darauf hin, dass genetische Faktoren eine wichtige Rolle bei der Pathogenese der MS spielen. In diesem Zusammenhang sind auch neuere Forschungsergebnisse von Bedeutung, die gezeigt haben, dass die Expression des MS-assoziierten MHC Klasse II-Allels HLA-DRB1* 1501 durch Vitamin D reguliert wird (Ramagopalan et al. PLoS Genet. 2009; 5: e1000369).

6.9. Sonnenexposition, Vitamin D und Tumorerkrankungen

Die UVB-Strahlung der Sonne ist zwar einerseits die wichtigste Quelle für die Vitamin D-Versorgung des Menschen. Sie hat allerdings andererseits eine Reihe von negativen Wirkungen auf die Haut. Vor allem ist sie verantwortlich für die Entstehung des Basalzellkarzinoms, des Plattenepithelkarzinoms sowie des Melanoms.

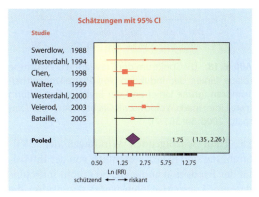

Abb. 6.17: Relatives Melanom-Risiko in Abhängigkeit von der Nutzung von Bräunungseinrichtungen in der Jugend (nach WHO Report Vitamin D and Cancer, Geneva, 2008).

■ UV-Strahlung und Hauttumore

Das Melanom zeichnet sich durch besondere Aggressivität aus. Die Vitamin D-Synthese der Haut kann daher grundsätzlich nicht von der Haut schädigenden Wirkung der UV-Strahlung getrennt werden. Das UV-Spektrum für die Vitamin D-Synthese ist nämlich praktisch identisch mit dem Spektrum, das zu einem Erythem der Haut und zur Induktion von Hauttumoren beim Menschen führt.

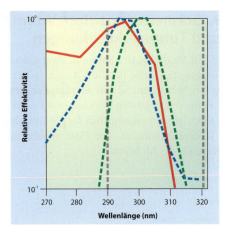

Abb. 6.18: UV-Spektrum der Prävitamin D_3-Synthese (blaue Linie), der Induktion von Plattenzellepithel-Tumoren (grüne Linie) und der Erythem-Entstehung (rote Linie) (nach Wolpowicz & Gilchrest Am Acad Dermatol 2006; 54: 301-7).

Die Haut schädigenden Wirkungen der UVB-Strahlung sind jedoch wesentlich von der Intensität der Exposition abhängig. So erhöht insbesondere eine kurzzeitige intensive UV-Exposition, die mit einem Erythem einhergeht, das Melanom-Risiko. Das Risiko ist besonders hoch, wenn häufig Erytheme während der Kindheit aufgetreten sind. Chronische, niedrig dosierte UVB-Exposition hat dagegen einen protektiven Effekt auf das Melanomrisiko, möglicherweise aufgrund einer Verbesserung der Vitamin D-Versorgung.

■ UV-Strahlung und Vitamin D-Synthese

Um ein Vitamin D-Defizit zu vermeiden, reicht bereits eine tägliche UVB-Dosis aus, die einer Intensität von 0,25 MED entspricht. Es gibt keine Belege dafür, dass diese Dosis schädlich ist. Wichtig ist auch, dass mindestens 25 % der Körperoberfläche, d.h. neben Gesicht und Händen auch Teile von Armen und Beinen der UVB-Strahlung ausgesetzt werden. Hierdurch kann die Effektivität der Vitamin D-Synthese optimiert werden und gleichzeitig die UV-Intensität, der die einzelnen Körperpartien ausgesetzt sind, reduziert werden. Bei einer UV-Intensität von 0,25 MED und Bestrahlung von 25 % der Körperoberfläche werden ca. 25 µg Vitamin D synthetisiert. Da sich mittlerweile gezeigt hat, dass auch UVA-Strahlung kanzerogen ist, sollte die UV-Exposition zwischen Frühjahr und Herbst, anders als von vielen Dermatologen empfohlen, insbesondere während der Mittagszeit (z.B. in der Mittagspause) erfolgen. Zu dieser Zeit ist der Anteil der UVB-Strahlung besonders hoch (☞ Abb. 6.18). Am Nachmittag ist dagegen eine längere Expositionszeit notwendig, um eine der Mittagszeit vergleichbare UVB-Exposition zu erreichen. Dies ist dann mit einer höheren UVA-Exposition verbunden. Es ist jedoch auch festzu-

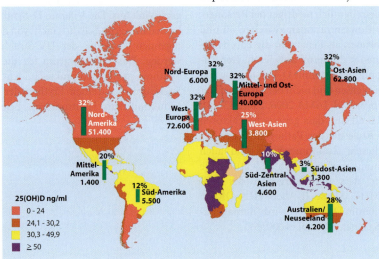

Abb. 6.19: Geschätzte 25(OH)-Konzentrationen sowie daraus abgeleiteter projizierter Prozentsatz an Kolonkarzinomen, der vermieden werden kann (Balken), bei täglicher Einnahme von 2.000 IU (50 µg/d) Vitamin D3 und 3-10 min täglichem Aufenthalt in der Mittagssonne, wenn es das Wetter und die Jahreszeit erlaubt (nach Gorham et al. Clin Rev Bone Miner Metab. 2009;7: 159-75.).

halten, dass in weiten Teilen der Erde über weite Teile des Jahres hindurch es nicht möglich ist, während einer Stunde um die Mittagszeit Vitamin D-Mengen zu synthetisieren, die als adäquat angesehen werden (ca. 100 µg täglich, ☞ Kap. 7.7.). Wenn es denn möglich ist, müssen große Teile der Körperoberfläche exponiert werden, um ein Erythem zu vermeiden. Aus wissenschaftlicher Sicht spricht nichts dagegen, zur Vitamin D-Synthese auch künstliche UV-Lampen einzusetzen, falls diese in ihrem UV-Spektrum dem der Sonne während der Mittagszeit im Sommer entsprechen. Vorteil von künstlichen UV-Lampen ist, dass sowohl die Expositionszeit als auch der Anteil der Körperoberfläche, der exponiert wird, sehr gut kontrolliert werden kann. Heutzutage stehen Empfehlungen, die insbesondere den Schutz gegenüber Hautkrebs im Blick haben, jedoch meist im Vordergrund. Diese Empfehlungen beinhalten in der Regel das Meiden der Sonne während des Sommers um die Mittagszeit, d.h. zwischen 11.00 Uhr und 15:00 Uhr. Derartige Maßnahmen verschärfen jedoch das Problem des Vitamin D-Mangels. In Großbritannien hat das *Health Research Forum*, eine nichtstaatliche Organisation, deshalb Empfehlungen herausgegeben, die sowohl einer Optimierung der Vitamin D-Versorgung als auch dem Schutz gegenüber Hautkrebs Rechnung tragen.

1. Sonnenbäder sollen so oft wie möglich, jedoch mit Vorsicht erfolgen. Sonnenbrand ist zu vermeiden!
2. Die Mittagszeit ist zum Sonnenbaden gut geeignet, da die UVB-Strahlung, die zur Vitamin D-Synthese notwendig ist, zu diesem Zeitpunkt am intensivsten ist.
3. Entledige dich so vieler Kleidungsstücke wie möglich. Beginne das Sonnenbaden mit 2-3 Minuten pro Körperseite. Erhöhe diese Zeit schrittweise auf maximal eine halbe Stunde pro Seite, im südlichen Ausland jedoch weniger.
4. Sei vorsichtig. Denke daran, dass die Intensität der Sonne mit der Jahreszeit, der Tageszeit und der Bewölkung variiert. Berücksichtige die Unterschiede im Hauttyp. Brate niemals in der Sonne.
5. Benutze keine Sonnencreme, wenn du Vitamin D bilden möchtest.
6. Wenn du es als heiß empfindest oder dich unwohl fühlst, dann setze eine andere Körperpartie der Sonne aus, zieh dich an oder gehe in den Schatten. Wenn die Sonnenexposition nicht vermieden werden kann, z.B. bei manchen Sportarten, dann benutze eine Sonnencreme.
7. Da das Gesicht leicht zu intensiv der Sonne ausgesetzt wird, ist es sinnvoll, während des Sonnenbadens oder bei langem Aufenthalt in der Sonne einen Hut zu tragen.
8. Im südlichen Ausland ist die Sonne in der Regel intensiver. Deshalb gehe dort weniger lang in die Sonne, bis du herausgefunden hast, wie viel verträglich ist.
9. Kinder profitieren von der Sonnenexposition, benötigen jedoch Anleitung.
10. Eine Bräunung ist natürlich und ist generell mit einer guten Gesundheit assoziiert.

Tab. 6.3: Empfehlungen des *Health Research Forum* zum sicheren Umgang mit der Sonne in Großbritannien (nach Gillie, Mol Nutr Food Res 2010; 54: 1-16).

Vitamin D-Mangel und Tumore

Die UVB-Strahlung ist letztlich ein zweischneidiges Schwert. Bei entsprechenden Vorsichtsmaßnahmen können die Risiken jedoch minimiert werden bei gleichzeitiger Nutzung der positiven UVB-Effekte für die Vitamin D-Synthese in der Haut. Für die Vereinigten Staaten ist errechnet worden, dass die ökonomischen Kosten einer übermäßigen UV-Exposition jährlich 6-7 Milliarden Dollar betragen, die ökonomischen Kosten einer unzureichenden UV-Exposition jedoch mit jährlich 40-56 Milliarden Dollar zu Buche schlagen (Grant et al., Photochem Photobiol 2005; 81: 1276-86).

Hierbei spielt eine Rolle, dass die UVB-abhängige Vitamin D-Synthese bei der Entstehung verschiedener Nicht-Haut-Tumoren eine protektive Wirkung entfaltet. Experimentelle Studien stützen diese Daten: Vitamin D ist ein wichtiger Regulator verschiedener zellulärer Stoffwechselwege. Es ist von Bedeutung für Zellreifung, Zelldifferenzierung und Apoptose sowie die Inhibierung von Zellproliferation, Tumor-Angiogenese, Invasion und Metastasenbildung. Bereits vor 30 Jahren haben die beiden Brüder Frederic und Cedric Garland einen inversen Zusammenhang zwischen dem Auftreten von Kolonkarzinomen und der Vitamin D-Versorgung vermutet. In den Vereinigten Staaten besteht ein auffälliges Nord-Süd-Gefälle bei Kolonkarzinomen, wobei die Mortalitätsraten im Nordosten am höchsten sind.

Im Jahr 2008 hat die WHO einen Bericht zum Thema Vitamin D und Krebs veröffentlicht, der zu dem Schluss kam, dass es erstens überzeugende epidemiologische Evidenz für einen inversen Zusammenhang zwischen den Serumspiegeln an 25(OH)D und dem Auftreten von Kolonkarzinomen und kolorektalen Adenomen gibt, zweitens ein inverser Zusammenhang zwischen 25(OH)D und Mammakarzinomen nicht ausgeschlossen werden kann, drittens jedoch derzeit unzureichende Belege für einen inversen Zusammenhang zwischen 25(OH)D und anderen Tumorarten gibt und viertens die Notwendigkeit von randomisierten, kontrollierten Studien zum Thema Vitamin D und Krebs besteht. Mittlerweile konnte eine Meta-Analyse epidemiologischer Studien bestätigen, dass das Risiko für kolorektale Karzinome um jeweils 15 % absinkt, wenn die 25(OH)D-Konzentration um 10 ng/ml ansteigt. An dieser Stelle sei nochmals darauf hingewiesen, dass Kolonozyten eine 1α-Hydroxylase besitzen und somit aus dem im Blut zirkulierenden 25(OH)D das $1,25(OH)_2D$ selbst synthetisieren können. Die Tatsache, das neben dem VDR auch eine 1α-Hydroxylaseaktivität in den Kolonozyten vorhanden ist, deutet bereits auf eine wichtige Vitamin D-Funktion in diesen Zellen hin. Auch existiert bereits eine randomisierte, kontrollierte Studie zu Vitamin D und Krebs (Lappe et al. Am J Clin Nutr. 2007; 85: 1586-91): In einer 4jährigen Studie, bei der der primäre Endpunkt die Frakturinzidenz und der wichtigste sekundäre Endpunkt die Tumorinzidenz war, wurden 1179 Frauen in drei Gruppen randomisiert: eine Gruppe erhielt lediglich täglich 1500 mg, eine Gruppe täglich Calcium plus 27,5 µg Vitamin D und eine Gruppe ein Placebo. Die Tumorinzidenz lag zu Studienende in der Calcium/Vitamin D-Gruppe um 60-77 %, in der Calciumgruppe jedoch nur um 43 % niedriger als in der Placebogruppe (P <0,03). Gorham et al. (Clin. Rev. Bone Miner Metab. 2009;7: 159-75) schätzten, dass in Nordamerika, Europa und Ostasien ca. 32 % der Kolonkarzinome und ca. 26 % der Mammakarzinome verhindert werden können, wenn tägliche 50 µg Vitamin D zugeführt werden und eine UVB-Exposition von täglich 3-10 min zur Mittagszeit gewährleistet ist, wenn es das Wetter erlaubt.

Garland et al. (Ann Epidemiol. 2009, 19, 468-83) gehen davon aus, dass eine Erhöhung der 25(OH)D-Konzentration auf ganzjährig 40-60 ng/ml das Auftreten von ungefähr 58.000 neuen Fällen an Mammakarzinomen und 49.000 neuen Fällen an kolorektalen Karzinomen und ¾ der Todesfälle an diesen Erkrankungen in den USA und Kanada verhindern könnte. Allerdings äußern einige Forscher auch Bedenkung, dass nicht nur defizitäre/insuffiziente 25(OH)D-Konzentrationen das Tumorrisiko erhöhen, sondern auch Konzentration über 32 ng/ml (Tuohimaa et al. Int J Cancer 2004; 108:104-8), einem Wert, den viele Vitamin D-Forscher als adäquat ansehen. Ein entsprechend erhöhtes Risiko wurde jedoch lediglich im Rahmen von epidemiologischen Studien gefunden, nachdem vorher auf verschiedene Begleitfaktoren adjustiert wurde. Diese Art der explorativen Datenanalyse ist jedoch insofern zu kritisieren, da hierdurch gleichzeitig bezüglich Faktoren adjustiert wurde, die wichtige Prädiktoren des Vitamin D-Status sind.

6.10. Weitere Vitamin D-assoziierte Erkrankungen

■ Präeklampsie

Die Präeklampsie ist eine Erkrankung der Schwangeren, die mit Ödemen, Hypertonie und einer erheblichen Proteinurie einhergeht. Die Präeklampsie tritt in der Regel erst ab der 20. Schwangerschaftswoche auf. Ab diesem Zeitpunkt steigt auch der Calciumbedarf der Schwangeren stark an. Dies ist bedingt durch die Calciumbereitstellung für den Fötus, die Calciumeinlagerung in das Skelett der Schwangeren als Depot für die Stillzeit und die hohen renalen Calciumverluste aufgrund eines Anstiegs der glomerulären Filtrationsrate. Der erhöhte Calciumbedarf ist auch der Grund für einen deutlichen Anstieg der 1,25(OH)$_2$D-Konzentrationen im Verlauf der Schwangerschaft (Seki et al. Am J Obstet Gynecol. 1991;164: 1248-52). Im Gegensatz dazu wird im Verlauf der Schwangerschaft im Vergleich zu Nichtschwangeren während des gleichen Beobachtungszeitraums ein Rückgang der 25(OH)D-Konzentrationen beobachtet (Holmes et al. Br J Nutr. 2009;102: 876-81). Niedrige 25(OH)D-Konzentrationen sind ein Risikofaktor für die Entwicklung einer Präeklampsie. Bei um 20 ng/ml reduzierten 25(OH)D-Konzentrationen verdoppelt sich das Risiko einer Präeklampsie (Bodnar et al. J Clin Endocrinol Metab 2007; 92: 3517-22). Dagegen verringert die tägliche Vitamin D-Aufnahme von 15-20 µg verglichen mit einer Aufnahme von lediglich 5 µg Vitamin D pro Tag das Risiko um 24 % (Haugen et al. Epidemiology 2009; 20: 720-26). Die Supplementation von schwangeren Frauen mit 100 µg Vitamin D pro Tag ist nicht nur in der Lage, die 25(OH)D-Konzentrationen sehr effektiv zu erhöhen, sondern führt auch zu einem stärkeren Anstieg der 1,25(OH)$_2$D-Konzentrationen während der Schwangerschaft als unter Supplementation mit lediglich 10 µg Vitamin D täglich (Hollis & Wagner Fourteenth Workshop on Vitamin D – Brugge, Belgium – October 4-8, 2009 Abstracts volume, page 134). Es ist offensichtlich, dass der erhöhte Bedarf an Calcium sowie die vermehrte Synthese an 1,25(OH)$_2$D zu einem Abfall der 25(OH)D-Konzentrationen in der Schwangerschaft beiträgt, was durch adäquate Vitamin D-Zufuhr auszugleichen ist.

■ Schizophrenie und Depression

Ein Vitamin D-Defizit geht mit einer erhöhten Inzidenz von Schizophrenie und Depression einher. Für die Entwicklung des Gehirns im Uterus sowie für die psychische Gesundheit im späteren Leben ist es vermutlich wichtig, dass ausreichende Mengen an Vitamin D während der frühen Lebensphase bereitgestellt wird, um die Vitamin D-Rezeptor-abhängige selektive Demaskierung des Genoms im Nervensystem zu gewährleisten.

■ Autoimmunerkrankungen

Sowohl die rheumatoide Arthritis als auch entzündliche Darmerkrankungen zeichnen sich durch einen chronisch-entzündlichen Zustand aus, der mit einer Überproduktion von proinflammatorischen Zytokinen und eine Dysregulation der Antwort durch T-Helfer-Zellen vom Typ 1 einhergeht. In den Vereinigten Staaten ist das Risiko für entzündliche Darmerkrankungen und rheumatoide Arthritis in den nördlichen Bundesstaaten, und damit in Regionen mit geringer solarer UVB-Intensität, deutlich erhöht. Patienten mit entzündlichen Darmerkrankungen und rheumatoider Arthritis weisen eine hohe Prävalenz an 25(OH)D-Konzentrationen unter 20 ng/ml auf. Derzeit gibt es jedoch nur wenige Belege dafür, dass durch die tägliche Supplementierung mit hohen Mengen an Vitamin D oder durch die Gabe von aktivem Vitamin D die Symptomatik der rheumatoiden Arthritis verbessert werden kann.

■ Anämie

Aufgrund seiner pleiotropen Effekte vermutet man einen Einfluss von Vitamin D auch auf die Erythropoese. So weisen Patienten mit Niereninsuffizienz nicht nur niedrige Konzentrationen an Vitamin D-Metaboliten auf, sondern auch niedrigere Hämoglobinwerte und häufig einen Eisenmangel. In einer großen Querschnittsstudie bei Patienten mit chronischer Niereninsuffizienz fielen die Hämoglobin-Konzentrationen parallel mit den 25(OH)D- und 1,25(OH)$_2$D-Konzentrationen ab (Patel et al. Kidney Int. 2010 Feb 3.Epub ahead of print). Die Terzile mit den niedrigsten 25(OH)D- (< 10 ng/ml) und 1,25(OH)$_2$D-Konzentrationen (< 30 pg/ml) hatten eine um den Faktor 2,8- bzw. 2,0-fach erhöhte Prävalenz für das Auftreten einer Anämie im Vergleich zur höchsten Terzile (> 30 ng/ml und > 45 pg/m l). Bei Patienten, die sowohl sehr niedrige 25(OH)D- als auch sehr niedrige 1,25(OH)$_2$D-Konzentrationen aufwiesen, war das Risiko einer Anämie um den Faktor 5,4 erhöht. Bei Patienten mit chronischer Niereninsuffizienz ist die therapeutische Gabe von 1,25(OH)$_2$D in der Lage, die Hämoglobinkonzentration signifikant zu erhöhen (Goicoechea et al. Nephron. 1998; 78: 23-7; Neves et al. Int Urol Nephrol. 2006; 38: 175-7). Niedrige Hämoglobinwert in Kombination mit niedrigen 25(OH)D-Konzentrationen sind auch bei britischen Kindern aus Migrantenfamilien beobachtet worden. Beispielsweise wiesen 20 % der Kinder von Migranten aus Asien sowohl einen Vitamin D-Mangel als auch niedrige Hämoglobinspiegel auf. Im Winter stieg dieser Anteil sogar auf 50 %, während Kinder mit adäquaten Vitamin D-Konzentrationen keine erniedrigten Hämoglobinwerte aufwiesen (Lawson et al. BMJ 1999; 318: 28; Grindulis et al. Arch Dis Child 1986; 61: 843–8). In Tansania war bei HIV-infizierten Frauen mit 25(OH)D-Konzentrationen unter 32 ng/ml das Risiko, im Laufe der folgenden Jahre eine Anämie zu entwickeln um 46 % höher als bei Frauen oberhalb dieses Wertes (Mehta et al. PLoS One. 2010; 5: e8770). Schließlich wurde in einer kalifornischen Querschnittsstudie (Sim et al. Ann Hematol. 2009; 89: 447-62) bei Personen mit 25(OH)D-Konzentrationen unter 30 ng/ml signifikant häufiger eine Anämie als bei Personen mit 25-Hydroxyvitamin D-Spiegeln > 30 ng/ml diagnostiziert (49 % vs 36 %).

6.11. Vitamin D und Mortalität

In den Zeiten, als die Rachitis in Europa und Nordamerika weit verbreitet war, lag in diesen Regionen auch die Säuglings- und Kindersterblichkeit sehr hoch. Die Säuglingssterblichkeit ging gemeinsam mit der Einführung der Rachitisprophylaxe deutlich zurück. Es gibt Hinweise dafür, dass der Vitamin D-Mangel zumindest eine von mehreren Ursachen für die damals erhöhte Säuglingssterblichkeit war. Lange war nicht bekannt, ob ein Vitamin D-Defizit auch auf die Sterblichkeit des Erwachsenen einen Einfluss hat. Im Jahr 2007 veröffentlichten Autier und Gandini eine Meta-Analyse von randomisierten kontrollierten Studien zum Thema "Vitamin D-Supplementierung und Gesamt-Mortalität" (Arch Intern Med 2007; 167: 1730-7).Die Ergebnisse basieren auf Daten von mehr als 57.000 Personen. Die in diese Meta-Analyse einbezogenen randomisierten Studien waren zwar nicht in erster Linie konzipiert, um die Sterblichkeit der Studienteilnehmer, die sich im mittleren und höheren Lebensalter befanden und eine insuffiziente oder defizitäre Vitamin D-Versorgung aufwiesen, zu bewerten. Dennoch wurde deutlich, dass das Risiko zu versterben während des Untersuchungszeitraums, der im Mittel 5,7 Jahren betrug, durch Vitamin D-Supplementierung um 8 % gesenkt werden konnte. Die tägliche Vitamin D-Gabe betrug hierbei 10 bis 20 µg. Inzwischen sind mehrere groß angelegte prospektive Kohortenstudien durchgeführt worden, die diese Ergebnisse prinzipiell bestätigt haben.

Die Sterblichkeit liegt bei defizitären 25(OH)D-Konzentrationen bis zu 100 % höher als bei adäquaten 25(OH)D-Konzentrationen. Dies kann damit erklärt werden, dass das Risiko für verschiedene chronische Erkrankungen im Vitamin D-Mangel deutlich zunimmt, wie weiter vorne bereits ausgeführt. Hinzu kommt, dass adäquate 25(OH)D-Konzentrationen auch mit längeren Telomeren der Leukozyten einhergehen (Richards et al. Am J Clin Nutr 2007; 86:1420-5). Die Länge der Leukozyten-Telomere ist ein Prädiktor für altersbedingte Krankheiten und ist positiv mit der Langlebigkeit assoziiert. Die Differenz in der Länge der Leukozyten-Telomere kann zwischen adäquater und insuffizienter/defizitärer Vitamin D-Versorgung bis zu 107 Basenpaaren betragen. Dies entspricht einem Unterschied in der Lebensdauer von ca. 5,0 Jahren. Niedrige 25(OH)D-Konzentrationen waren allerdings kein unabhängiger Prädiktor für die Mortalität bei bereits schwer erkrankten Patienten, z.B. Dialyse-Patienten und Patienten im fortgeschrittenen Tumorstadium. Möglicherweise befinden sich diese schwerer erkrankten Patienten schon in einem Teufelskreis, so dass die pathophysiologischen Veränderungen bereits so ausgeprägt sind, dass die Vitamin D-Versorgung alleine kein Einflussfaktor für das Überleben mehr ist.

Studie	Kohorte (Land)	Design	Anzahl Pat.	Parameter	Relatives Risiko (95 % KI)
Visser et al. 2006	LASA-Study (NL)	Prospektive Kohortenstudie bei ≥ 65jährigen	1260	25(OH)D > 30 ng/ml vs. < 10 ng/ml	0,35 (0,14-1,01)
Jia et al. 2007	nicht spezifiziert (UK)	Prospektive Kohortenstudie bei ≥ 65jährigen	398	25(OH)D Median > 25 ng/ml vs. < 10 ng/ml	0,57 (0,30-1,10)
Dobnig et al., 2008	LURIC-Study (D)	Prospektive Kohortenstudie bei Patienten mit Koronarangiographie	3258	25(OH)D Median > 28 ng/ml vs 7,6 ng/ml	0,52 (0,40-0,69)
Melamed et al., 2008	NHANES III-Study (USA)	Prospektive Beobachtungsstudie in der Allgemeinbevölkerung	13331	25(OH)D > 32 vs < 18 ng/ml	0,79 (0,68-0,93)
Ginde et al., 2009	NHANES III-Study (USA)	Prospektive Beobachtungsstudie bei > 65jährigen	3408	25(OH)D > 40 ng/ml vs < 10 ng/ml	0,55 (0,34-0,88)
Kuroda et al., 2009	nicht spezifiziert (J)	Prospektive Beobachtungsstudie bei postmenopausalen Frauen	1232	25(OH)D ≥ 20 ng/ml vs. < 20 ng/ml	0,46 (0,27-0,79)
Ng et al. 2008	Nurses Health-Study and Health Professionals Follw-up Study (USA)	Prospektive Kohortenstudie bei Patienten mit Kolorektal-Ca	304	25(OH)D im Mittel 40 ng/ml vs. 16,4 ng/ml	0,52 (0,29-0,94)
Semba et al. 2009	InCHIANTI-Study (I)	Prospektive Kohortenstudie bei ≥ 65jährigen	1006	25(OH)D Median > 31 ng/ml vs. < 10 ng/ml	0,41 (0,19-0,89)
Semba et al. 2009	WHAS I, II-Study (USA)	Prospektive Kohortenstudie bei 70-79jährigen	714	25(OH)D Median > 38 ng/ml vs. < 8 ng/ml	0,47 (0,27-0,82)
Szulc et al., 2009	MINOS-Study (F)	Prospektive Kohortenstudie bei > 50jährigen	782	25(OH)D Median > 40 ng/ml vs. 12 ng/ml	0,59 (0,33-1,05)
Hutchinson et al., 2010	Tromsøo-Study (N)	Prospektive Kohortenstudie in der Allgemeinbevölkerung	4751	25(OH)D Median > 29 ng/ml vs. < 13,6 ng/ml	0,76 (0,62-0,93)
Zittermann et al. 2009	nicht spezifiziert (D)	Prospektive Kohortenstudie bei verschiedenen Patientengruppen	510	1,25(OH)2D > 41,6 pg/ml vs. < 16 pg/ml	0,26 (0,09-0,75)

Tab. 6.4: Studien, die den Zusammenhang zwischen Gesamtmortalität in Abhängigkeit vom Serumspiegel an 25-Hydroxyvitamin D bzw. 1,25-Dihydroxyvitamin D untersucht haben. KI: Konfidenzintervall.

Optimierung der Vitamin D-Versorgung

7. Optimierung der Vitamin D-Versorgung

7.1. Zufuhrempfehlungen für Vitamin D

Tabelle 7.1 zeigt die Zufuhrempfehlung verschiedener Länder für Vitamin D in Abhängigkeit vom Alter. Es treten keine wesentlichen Altersunterschiede auf. Zu beachten ist hierbei, dass die Empfehlungen für Säuglinge das Ziel haben, den Vitamin D-Bedarf vollständig durch die orale Zufuhr zu decken. Bei Erwachsenen wird jedoch davon ausgegangen, dass die Synthese in der Haut mit zur Versorgung beiträgt und die alimentäre Zufuhr nur einen Teil der Versorgung an Vitamin D deckt. Wenn man die für Deutschland, Österreich und die Schweiz gültigen D-A-CH-Referenzwerte betrachtet und die Empfehlung auf das Körpergewicht bezieht, betragen diese für Säuglinge zwischen 0,8-2,0 µg/kg und bei Erwachsenen lediglich 0,05-0,2 µg/kg, was je nach Körpergewicht einen Unterschied in der Größenordnung von Faktor 4 bis 40 ausmacht. Untersuchungen haben ergeben, dass Säuglinge mit einer täglichen Aufnahme von 10 µg Vitamin D 25(OH)D-Spiegel im Blut von im Mittel 42-44 ng/ml aufweisen (Wagner et al. Int J Endocrinol. 2010;2010: 235035). Damit liegen ihre 25(OH)D-Werte im adäquaten Bereich. Dagegen sind bei fehlender kutaner Vitamin D-Synthese die empfohlenen 5 µg für Erwachsene täglich bestenfalls in der Lage, eine ausgeprägte Osteomalazie zu vermeiden, was auch die ursprüngliche Intension dieser Empfehlung ist. Dies stimmt mit Studien überein, die gezeigt haben, dass eine tägliche Vitamin D-Supplementation mit 5 µg die 25(OH)D-Spiegel beim Erwachsenen im Mittel um lediglich 3-6 ng/ml erhöht (Cashman et al. Am J Clin Nutr. 2008;88:1535-42). Demnach müsste die Zufuhrempfehlung um den Faktor 7-15 höher liegen als die derzeitige Empfehlung von 5 µg täglich, d.h. 35-75 µg betragen, um bei fehlender UVB-Exposition einen den Säuglingen vergleichbaren Blutspiegel an 25(OH)D zu erzielen. Insbesondere für die Phase nach dem Säuglingsalter können die Zufuhrempfehlungen daher keine Leitlinie zur Optimierung aller Vitamin-D-abhängigen Körperfunktionen sein. Aufgrund der häufig unsicheren kutanen Vitamin D-Synthese besteht somit dringender Bedarf, klare Empfehlungen für Personen auszusprechen, die nur eine sehr eingeschränkte oder gar keine UVB-Exposition haben (z.B. Heimbewohner, Büroarbeiter, verschleierte Frauen) und für Personen mit dunkler Hautfarbe,

	Institute of Medicine, Vereinigte Staaten, 1997, Adäquate Zufuhr (µg)	Europäische Union Referenzwerte 1993 (µg)	Nordische* Ernährungsempfehlungen 2004 (µg)	D-A-CH-Referenzwerte 2008 (µg)
6-11 Monate	5	10-25	10	10
1-3 Jahre	5	0-10	10 (7,5 für 2-3Jährige)	5
4-10 Jahre	5	0-10	7,5	5
11-17 Jahre	5	0-15	7,5	5
18-50 Jahre	5	0-10	7,5	5
51-60 Jahre	10	0-10	7,5	5
61-64 Jahre	10	0-10	10	5
65-70 Jahre	10	10	10	10
>70 Jahre	15	10	10	10
Schwangerschaft, Stillzeit	5	10	10	5

Tab. 7.1: Empfehlungen für die tägliche Vitamin D-Zufuhr in verschiedenen Ländern.
Abkürzungen: D-A-CH; Deutschland, Österreich (Austria), Schweiz; *Dänemark, Finnland, Island, Norwegen, Schweden.

die in Deutschland leben. Es ist auch zu beachten, dass sich die Empfehlungen für schwangere und nicht schwangere Frauen bei den meisten europäischen Empfehlungen nicht unterscheiden. Es gibt allerdings Hinweise, dass zumindest in der Spätschwangerschaft das Risiko für einen Vitamin D-Mangel gegenüber Nichtschwangeren aufgrund des veränderten Calcium und Vitamin D-Stoffwechsel erhöht ist (siehe Abschnitt: Vitamin D und Präeklampsie). Eine von der amerikanischen FDA begleiteten Supplementationsstudie bei schwangeren Frauen, die initiale 25(OH)D-Spiegel im suboptimalen Bereich aufwiesen, hat gezeigt, dass eine tägliche orale Zufuhr von 50 oder 100 µg nicht nur in der Lage ist, die im Blut zirkulierenden Spiegel an 25(OH)D gegenüber schwangeren Frauen mit einer Zufuhr von täglich 10 µg signifikant zu erhöhen. Die beiden höher dosierten Vitamin D-Supplemente führten auch zu einem signifikant stärkeren Anstieg der 1,25(OH)$_2$D-Spiegel im Blut als die Einnahme von lediglich 10 µg Vitamin D, was wiederum ein Beleg dafür ist, dass bei niedrigen 25(OH)D-Spiegeln auch die Blutspiegel an 1,25(OH)$_2$D reduziert sind. Im Rahmen dieses Projektes zeigen erste Ergebnisse ebenfalls, dass bei Supplementation mit 160 µg Vitamin D täglich während der Stillzeit nicht nur der Vitamin D-Gehalt im Blut der Stillenden um den Faktor 10 ansteigt (der 25(OH)-Spiegel steigt lediglich um den Faktor 2 an), sondern auch der Vitamin D-Gehalt in der Frauenmilch um den Faktor 9 auf 20 µg/l zunimmt. Die Daten zeigen, dass bei entsprechender Vitamin D-Zufuhr der Stillenden eine zusätzliche Rachitisprophylaxe des gestillten Säuglings nicht notwendig wäre. Die Frauenmilch weist demnach nicht generell unzureichende Mengen an Vitamin D auf. Der Vitamin D-Gehalt der Frauenmilch hängt vielmehr von der Versorgungslage der Stillenden ab. Derzeit werden die Zufuhrempfehlungen der Vereinigten Staaten überarbeitet und es ist zu erwarten, dass die neuen Empfehlungen, die vermutlich im Laufe des Jahres 2010 herauskommen, insgesamt für Erwachsene höhere Werte als bisher ausweisen werden.

7.2. Vitamin D-Gehalt in Lebensmitteln

Tierische Lebensmittel sind die entscheidende Quelle für natürlicherweise in Lebensmitteln vorkommendes Vitamin D. Fettfische wie Hering, Lachs, Aal und Sardinen sind gute Vitamin D-Quellen. In die Fische gelangt Vitamin D über die Nahrungskette. Phytoplankton und Zooplankton sind die Hauptquellen der Fische für Vitamin D. Das Plankton kommt in den oberen lichtdurchfluteten Schichten des Meeres vor und kann Vitamin D_2 und Vitamin D_3 selbst synthetisieren, bevor es über die Nahrungskette in die Fische gelangt. In Magerfischen wie Dorsch wird Vitamin D dagegen nicht in der fettreichen Muskulatur, sondern hauptsächlich in der Leber gespeichert. Dies erklärt den traditionell sehr hohen Vitamin D-Gehalt von Dorschleberöl (Lebertran). Heutzutage sind die in der Drogerie erhältlichen Lebertrankapseln in der Regel jedoch standardisiert und überschreiten einen Gehalt von 10 µg pro Kapsel meist nicht. Geringe Mengen an Vitamin D_3 stammen aus Eiern und Butter. Pilze, vor allem wenn sie UVB-Strahlung ausgesetzt waren, enthalten geringe Mengen an Vitamin D_2. In Gemüse, Früchten und Nüssen ist der Vitamin D-Gehalt praktisch null.

7.3. Anreicherung von Lebensmitteln mit Vitamin D

In den Vereinigten Staaten sind verschiedene Lebensmittel mit Vitamin D angereichert. Zu den Lebensmitteln, die dort obligat angereichert werden, gehören die Konsummilch, fettfreie Trockenmilch und Kondensmilch. Die Konsummilch und die fettfreie Trockenmilch enthalten 10 µg im Endprodukt, d.h. pro ¼ Gallone (0,946 Liter). Der Kondensmilch werden 0,25 µg pro flüssiger Unze (25,57 ml) zugesetzt. Zu den fakultativ mit Vitamin D angereicherten Lebensmitteln zählen in den Vereinigten Staaten andere Milcharten und Milchprodukte, Käse und Käseprodukte, Frühstücksprodukte aus Getreide, andere Getreideprodukte, Nudelprodukte, Margarine, calciumangereicherte Fruchtsäfte, Fruchtsaftgetränke, hochkalorische Flüssignahrung, Diät-Riegel und Säuglingsnahrung. Der Zusatz beträgt bei diesen Produkten 10 µg pro Tagesdosis/Portion bzw. 0,5 µg pro 100 Kilokalorien. Bereits in den 1940er Jahren wurde in den Vereinigten Staaten mit der umfangreichen Vitamin D-Anreicherung der Milch begonnen. Diese Maßnahme ging mit einer Reduktion der Inzidenz an Rachitis von 85 % einher. Es ist zu beachten, dass die gesetzlichen Regelungen zur Anreicherung von Lebensmitteln mit Vitamin

Lebensmittel	Mikrogramm pro 100 g	Internationale Einheiten pro 100 g
Fisch, Lachs, frisch	16,3	652
Fisch, Thunfisch, in Dosen	3,0	120
Fisch, Hering, frisch	26,0	1040
Fisch, Sardine, in Öl	4,0	160
Fisch, Aal, geräuchert	22,0	880
Butter	1,24	50
Eier	2,93	117
Vollmilch	0,17	7
Käse, Gouda	1,25	5
Käse, Parmesan	0,70	28
Rind, Leber	1,0	40
Lebertran	330,0	13200
Pilze, Shiitake, frisch	2,0	80
Pilze, Champignon, frisch	1,94	78
Pilze, Morchel, frisch	3,0	120
Früchte (Apfel, Apfelsine, Banane, Brombeere)	0,0	0
Gemüse (Grünkohl, Broccoli, Spinat, Tomate, Möhre, Kopfsalat)	0,0	0

Tab. 7.2: Natürlicher Vitamin D-Gehalt von ausgewählten Lebensmitteln.

D von Land zu Land sehr stark variieren können. In den meisten europäischen Ländern sind sie strenger als in den Vereinigten Staaten. In Deutschland ist Vitamin D den Zusatzstoffen gleichgestellt, d.h. es besteht grundsätzlich ein Anwendungsverbot mit Ausnahme von Lebensmitteln, bei denen ein Vitamin D-Zusatz vom Gesetzgeber ausdrücklich erlaubt ist. Laut Verordnung über vitaminisierte Lebensmittel dürfen in Deutschland Margarine und Halbfettmargarine mit 25 µg pro kg angereichert werden, brennwertverminderte Lebensmittel mit 1,6 µg pro Mahlzeit und Reduktionsdiäten mit 2,5 µg pro Tagesportion. Hinzu kommt, dass laut Diätverordnung die industriell hergestellte Säuglingsmilch mit 10 µg pro Liter sowie einige Spezialprodukte für Kinder mit Stoffwechselstörungen mit Vitamin D angereichert werden dürfen. Da der Vitamin D-Mangel als ein Problem weiter Teile der Bevölkerung erkannt wurde, sind Modelle für eine optimale Vitamin D-Anreicherung von Lebensmitteln auf der Basis von Verzehrdaten eines Landes entwickelt worden (Hirvonen et al. Eur J Nutr. 2007; 46:264-70). Bei diesen Modellen hat sich die Anreicherung einer größeren Anzahl von Lebensmitteln gegenüber von nur wenigen Lebensmitteln als sinnvoller erwiesen. Durch eine umfangreiche, dafür aber pro Einzellebensmittel niedriger dosierte Anreicherung wird zum einen das Ziel, dass praktisch alle Personen einer Bevölkerungsgruppe die tägliche Zufuhrempfehlung an Vitamin D erreichen, besser realisiert als bei einer höher dosierten Anreicherung weniger Lebensmittel. Wichtig ist jedoch ebenfalls, dass durch diese Vorgehensweise auch eine unerwünscht hohe Zufuhr besser vermieden werden kann. Im Rahmen dieses Modells wurde für Finnland vorgeschlagen, alle potentiell für eine Anreicherung infrage kommenden Lebensmittel (Milch, Buttermilch, Joghurt, Margarine, Fruchtsäfte, Brot, Käse, Milchdessert, Eiscreme, Frühstücks-Getreideprodukte, Marmelade, Süßigkeiten, Softdrinks, Biskuits, Mineralwasser, Salatdressings und Snacks) mit Vitamin D anzureichern. Erfolgt die Vitamin D-Anreicherung mit 1,2-1,5 µg/100 kcal, würde praktisch die gesamte erwachsene Bevölkerung eine tägliche Zufuhr über 7,5 µg und unter 50 µg aufweisen. Würde die Anreicherung 9,2 µg/100 kcal betragen, so würde bei allen Personen die tägliche Zufuhr über 40 µg und unter 250 µg liegen.

7.4. Vitamin D-Supplemente

Als Alternative zur Anreicherung von Lebensmitteln besteht die Möglichkeit, Vitamin D-haltige Nahrungsergänzungsmittel oder Supplemente einzunehmen. Die Breitenwirksamkeit ist hier jedoch sehr stark eingeschränkt, da es sich bei der Einnahme um eine individuelle Maßnahme handelt. In den Vereinigten Staaten enthalten over-the-counter Multivitamin-Tabletten 10 μg Vitamin D (als Vitamin D_2 oder D_3). Vitamin D-haltige Monopräparate enthalten 10 μg, 20 μg, 25 μg, und 50 μg in Form von D_3. Höher dosierte, verschreibungspflichtige Präparate sind in den Vereinigten Staaten und auch in Großbritannien nur als Vitamin D_2 erhältlich. In Deutschland sind nur Vitamin D_3-haltige Präparate auf dem Markt. Nahrungsergänzungsmittel, die in Deutschland im Supermarkt oder in Drogeriemärkten verkauft werden, enthalten meist 5 μg pro Tablette, vereinzelt auch 10 μg oder 20 μg pro Kapsel. In der Apotheke sind Präparate bis zu 25 μg pro Tablette rezeptfrei erhältlich. Höhere Dosierungen sind in Deutschland rezeptpflichtig. In Frankreich stehen sowohl Vitamin D_2-haltige als Vitamin D_3-haltige Präparate zur Verfügung.

Die kommerzielle Produktion von Vitamin D_3 erfolgt aus 7-Dehydrocholesterol. Hierbei wird 7-Dehydrocholesterol mittels organischer Lösungsmittel aus Tierhäuten (Rind, Schwein oder Schaf) extrahiert und im Rahmen umfangreicher Reinigungsschritte isoliert. Das kristalline 7-Dehydrocholesterol wird dann in einem organischen Lösungsmittel gelöst und einer UVB-Bestrahlung ausgesetzt um, ähnlich wie bei der Synthese in der menschlichen Haut, eine Transformation zu Vitamin D_3 durchzuführen. Anschließend erfolgt wiederum ein Reinigungsschritt, bevor dann das Vitamin D_3 in kristalliner Form gewonnen wird. Dieses findet Verwendung zur Lebensmittelanreicherung, in Nahrungsergänzungsmittel und in Supplementen. Vitamin D_2 wird aus Hefe gewonnen, indem das dort in großen Mengen enthaltene Ergosterol durch UV-Strahlung in Vitamin D_2 umgewandelt wird.

7.5. Vitamin D-Zufuhr

In Tab. 7.3 ist die tägliche Vitamin D-Zufuhr sowohl für Deutschland als auch für die Vereinigten Staaten dargestellt. Es ist offensichtlich, dass die Zufuhr in den Vereinigten Staaten in allen Altersgruppen höher liegt als in Deutschland. Dies ist höchstwahrscheinlich auf die unterschiedliche Praxis beider Länder in der Anreicherung von Lebensmitteln mit Vitamin D zurückzuführen. In Deutschland liegt die Zufuhr in allen Altersgruppen im Durchschnitt deutlich unterhalb der bereits sehr niedrigen Zufuhrempfehlung von 5 μg pro Tag. Die Ergebnisse spiegeln somit die Situation wider, dass die meisten Lebensmittel sehr Vitamin D-arm sind und eine Anreicherung von Lebensmitteln in Deutschland sehr restriktiv gehandhabt wird. In verschiedenen anderen Teilen der Welt ist die Vitamin D-Zufuhr ähnlich niedrig wie in Deutschland. Die mittlere tägliche Zufuhr wurde beispielsweise für Frauen im Libanon mit 2,5 μg (Gannagé-Yared et al. J Bone Miner Res. 2000;15:1856-62.), für geriatrische Patienten in Israel mit < 1,9 μg (Goldray et al. J Am Geriatr Soc. 1989;37:589-92), für tunesische Frauen mit 1,9 μg (Meddeb et al. Osteoporos Int. 2005;16:180-3), für chinesische Mädchen mit 1 μg (Du et al. Am J Clin Nutr. 2001;74:494-500) und für schwangere Frauen in Nordindien mit 0,4 ug (Sachan et al. Am J Clin Nutr. 2005;81:1060-4) angegeben.

	Vereinigte Staaten* (µg)		Deutschland (µg)	
	m	w	m	w
1-4 Jahre	-	-	1,20	1,13
4-5 Jahre	-	-	1,32	1,33
6-7 Jahre	6,2	5,1	1,40	1,30
7-10 Jahre	6,2	5,1	1,30	1,20
10-12 Jahre	6,2	5,1	1,50	1,40
12-13 Jahre	5,9	4,3	1,9	1,7
13-15 Jahre	5,9	4,3	2,0	1,6
15-18 Jahre	5,9	4,3	2,4	1,6
20-49 Jahre	4,6	3,7	-	-
≥ 50 Jahre	4,9	4,0	-	-
65-74 Jahre	-	-	1,9	1,8
75-84 Jahre	-	-	2,0	1,6
85-94 Jahre	-	-	1,7	1,4
≥ 95 Jahre	-	-	1,1	1,6

Tab. 7.3: Tägliche Vitamin D-Zufuhr in den Vereinigten Staaten und Deutschland in verschiedenen Altersgruppen (Deutsche Gesellschaft für Ernährung e.V., Ernährungsbericht 2008; Calvo et al. Am J Clin Nutr. 2004;80:1710S-6). *Weiße; - keine Daten in der Literaturstelle mitgeteilt.

7.6. Risikogruppen für einen Vitamin D-Mangel

Die bei weitem wichtigste Ursache eines Vitamin D-Mangels in Deutschland ist eine unzureichende UVB-Exposition bei gleichzeitig geringer alimentärer Vitamin D-Zufuhr. Aufgrund der geographischen Lage Deutschlands besteht insbesondere im Winter bei allen Personengruppen ein erhöhtes Risiko für einen Vitamin D-Mangel bzw. eine insuffiziente Versorgung. Vor allem gefährdet sind jedoch Heimbewohner und verschleierte Frauen, da ihre kutane Vitamin D-Synthese ganzjährig eingeschränkt ist. Als Risikogruppe hinzu kommen dunkelhäutige Migranten. Auch Senioren > 75 Jahre weisen ein erhöhtes Risiko auf, da bei ihnen die Fähigkeit zur Vitamin D-Synthese in der Haut im Vergleich zu jungen Erwachsenen deutlich abnimmt (☞ Tab. 7.4). Eine große weitere Gruppe stellen auch Adipöse dar. So steigt der Vitamin D-Gehalt im Blut von Adipösen beispielsweise nach Ganzkörper-UVB-Exposition nur auf 57 % des Wertes von Normalgewichtigen an. Der Gehalt an 7-Dehydrocholesterol in der Haut ist bei Adipösen nicht verändert. Vermutlich wird Vitamin D bei Adipösen vermehrt im Fettgewebe abgelagert. Adipöse weisen daher auch häufiger defizitäre 25(OH)D-Konzentrationen im Blut auf als Normalgewichtige.

Generell sind auch Büroarbeiter gefährdet, insbesondere dann, wenn sie in ihrer Freizeit ausgiebig am Fernseher sitzen oder sich intensiv Aktivitäten am Computer hingeben. Zunehmend besteht auch bei Kindern und Jugendlichen die Gefahr eines Vitamin D-Mangels, da sie im Vergleich zu früher ihre Freizeitaktivitäten vermehrt von draußen nach drinnen (Computer) verlagert haben.

Verschiedene Patientengruppen weisen ebenfalls ein erhöhtes Risiko für einen Vitamin D-Mangel auf (☞ Tab. 7.4). Ursachen können sowohl eine gestörte Synthese an Vitamin D, 25(OH)D oder 1,25(OH)$_2$D, eine verminderte Absorption oder ein erhöhter Katabolismus an Vitamin D, 25(OH)D oder 1,25(OH)$_2$D als auch Störungen in der Wirksamkeit von 1,25(OH)$_2$D sein.

7.7. Orale Zufuhrmengen zur Erzielung eines adäquaten Vitamin D-Status

Vitamin D kann in verschiedenen Körpergeweben gespeichert werden, so dass durch adäquate UVB-Exposition zwischen Frühjahr und Sommer ein Depot für den Winter angelegt werden kann. Um bei fehlender bzw. sehr niedriger alimentärer Vitamin D-Zufuhr im Winter 25(OH)D-Spiegel von beispielsweise 28 ng/ml aufrecht zu erhalten, müssten täglich ca. 100 µg Vitamin D aus den Depots freigesetzt werden (Heaney et al. Am J Clin Nutr. 2003;77:204-10). Ungefähr 2/3 der Depots bestehen aus Vitamin D selbst (3/4 davon im Fettgewebe) und ca. 1/3 aus 25(OH)D (davon 20 % in der Muskulatur, 30 % im Serum, 35 % im Fettgewebe, 15 % in anderen Geweben). Berechnungen zufolge betragen selbst bei einer täglichen Zufuhr von 50 µg Vitamin D (10fache Zufuhrempfehlung) die Körperspeicher bei einem 70 kg schweren Menschen lediglich 375 µg (Heaney et al. J Am Coll Nutr. 2009;28:252-6). Die Reserven würden damit lediglich für 7 Tage ausreichen. Da im Winter ohne kutane Vitamin D-Synthese und bei geringer alimentärer Vitamin D-Aufnahme die 25(OH)D-Konzentrationen im Blut nur langsam abfallen und am Ende des Winters noch ca. 50 % des Som-

Ursache	Effekt
Verminderte Hautsynthese	
Benutzung von Sonnencremes	D_3-Synthese reduziert, je nach Faktor bis 99 %
Hautpigmentierung	D_3-Synthese reduziert, bis 99 %
Alterungsprozess	D_3-Synthese reduziert, 70 % bei 75jährigen
Jahreszeit, Tageszeit	D_3-Synthese reduziert im Winter, morgens und abends
Reduzierte Bioverfügbarkeit	
Fett-Malabsorption	Vitamin D-Absorption reduziert
Adipositas	Vitamin D-Verfügbarkeit im Körper reduziert
Untergewicht	Vitamin D-Speicher (Fettgewebe, Muskulatur) reduziert
Stillen	
Geringer Vitamin D-Gehalt der Frauenmilch	Risiko bei alleinigem Stillen
Erhöhter Katabolismus	
Alkohol, Medikamente (z.B. Glukokortikoide)	Erhöhter Abbau von $25(OH)D$ u. $1,25(OH)_2D$
Reduzierte 25(OH)D-Synthese	
Leberinsuffizienz (mild bis moderat)	Vitamin D-Malabsorption, $25(OH)D$-Synthese möglich
Leberdysfunktion (> 90 %)	zusätzlich $25(OH)D$-Synthese reduziert
Erhöhte renale 25(OH)D-Verluste	
Nephrotisches Syndrom	$25(OH)D$-Verluste im Harn
Verminderte $1,25(OH)_2D$-Synthese	
Chronische Niereninsuffizienz (Stadium 2 und 3)	$1\text{-}\alpha$-Hydroxylase-Aktivität moderat reduziert
Hyperphosphatämie	verminderte $1\text{-}\alpha$-Hydroxylase-Aktivität
Chronische Niereninsuffizienz Stadium 4 und 5	$1\text{-}\alpha$-Hydroxylase-Aktivität stark reduziert
Angeborene Störungen	
Vitamin D-resistente Rachitis Typ I	$1\text{-}\alpha$-Hydroxylase-Aktivität stark reduziert
Vitamin D-resistente Rachitis Typ II	Vitamin D-Rezeptor-Resistenz
Hypophosphatämische Rachitis	$1\text{-}\alpha$-Hydroxylase-Aktivität moderat reduziert
Erworbene Erkrankungen	
Primärer Hyperparathyreoidismus	$25(OH)D$ reduziert, $1,25(OH)_2D$ moderat erhöht
Granulomatosen (Sarkoidose, Tuberkulose, Lymphome)	$25(OH)D$ reduziert, $1,25(OH)_2D$ erhöht
Hyperthyreoidismus	$25(OH)D$ reduziert

Tab. 7.4: Ursachen eines Vitamin D-Mangels (nach Holick N Engl J Med 2007; 57: 266-81).

merwertes ausmachen, verdeutlicht dies einerseits sowohl die große Synthese-Kapazität der Haut zwischen Frühjahr und Herbst und die große Speicherkapazität für Vitamin D andererseits aber auch, dass ein Abfall im Winter bei fehlender UVB-Exposition auf zumindest insuffiziente Werte kaum zu verhindern ist.

Entsprechend der Ursachen eines Vitamin D-Mangels (☞ Tab. 7.4) ist zum Ausgleich entweder Vitamin D, 25(OH)D oder die hormonelle Form des Vitamin D zu verabreichen. Zur Vitamin D-Substitution bei insuffizienter oder defizitärer Versorgungslage des Erwachsenen gilt als grobe Faustregel, dass die Zufuhr von 1 µg Vitamin D täglich den Blutspiegel an 25(OH)D um etwa 0,4 ng/ml erhöht. Dies bedeutet, dass eine Person mit einem Ausgangswert an 25(OH)D-Spiegel von 10 ng/ml ca. 50 µg Vitamin D täglich aufnehmen müsste, um einen Zielwert von 30 ng/ml zu erreichen. Insgesamt hängt der Anstieg der 25(OH)D-Konzentration im Blut jedoch von verschiedenen Einflussfaktoren ab: Hierzu zählen das Körpergewicht, die verabreichte Dosis sowie der Ausgangswert an 25(OH)D.

Bezogen auf ein kg Körpergewicht ist der Anstieg an 25(OH)D bei verschiedenen Altersgruppen erstaunlich ähnlich. So liegt die jeweilige Dosis an Vitamin D, die zu einem Anstieg an 25(OH)D im Blut von im Mittel 20 ng/ml führt, bei Erwachsenen, Kindern und Säuglingen jeweils in der Größenordnung von 0,5 bis 1,0 µg/kg Körpergewicht und Tag.

Das Ausmaß des 25(OH)D-Anstiegs im Blut hängt ebenfalls von der verabreichten Dosis ab. Bei hoher Dosierung wird prozentual weniger Vitamin D in 25(OH)D umgewandelt als bei geringer Zufuhr.

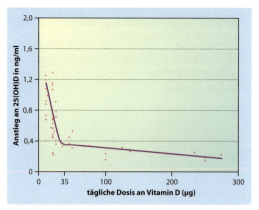

Abb. 7.1: Effekt (pro µg) einer Vitamin D-Gabe auf den Serumspiegel an 25-Hydroxyvitamin D in Abhängigkeit von der Vitamin D-Dosis (nach Aloia et al Am J Clin Nutr 2008; 87: 1952-8).

Dies stimmt auch damit überein, dass bei hohen Vitamin D-Konzentrationen im Blut die 25(OH)D-Konzentration unterproportional stark ansteigt.

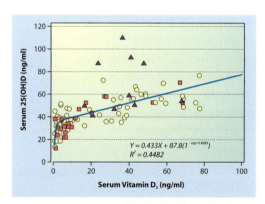

Abb. 7.2: Zusammenhang zwischen dem Serumspiegel an Vitamin D und 25-Hydroxyvitamin D 18-20 Wochen nach Supplementation mit unterschiedlichen Dosierungen an Vitamin D (nach Heaney et al. Am J Clin Nutr 2008; 87: 1738-42).

Die Daten lassen vermuten, dass bei höheren Zufuhrmengen an Vitamin D oder auch bei höheren Ausgangswerten an 25(OH)D im Blut die Umwandlungsrate an Vitamin D zu 25(OH)D nicht quantitativ erfolgt und ein wesentlicher Anteil des zugeführten Vitamin D anderweitig metabolisiert wird. Bei niedrigen Ausgangswerten ist die Umwandlung von Vitamin D zu 25(OH)D offensichtlich effektiver als bei höheren Ausgangswerten. So zeigte eine groß angelegte Studie mit ca. 7.500

postmenopausalen Frauen, dass bei Gabe von 10 bis 15 µg Vitamin D täglich bei 25(OH)D-Ausgangswerten < 10 ng/ml, 10-20 ng/ml und > 20 ng/ml der Anstieg im Mittel jeweils 23 ng/ml, 16 ng/ml bzw. lediglich 5,4 ng/ml betrug. Es scheinen demnach Regulationsmechanismen zu existieren, die bei physiologischer Vitamin D-Zufuhr einen zu starken Anstieg des 25(OH)D-Spiegels im Blut unterdrücken. Demnach beeinflusst dieselbe Dosis den 25(OH)D-Spiegel bei Personen mit schlechter Vitamin D-Versorgung stärker als bei Personen mit guter Vitamin D-Versorgung. Die individuelle Schwankungsbreite im 25(OH)D-Anstieg nach Vitamin D-Zufuhr ist hierbei offensichtlich beträchtlich. Auf Bevölkerungsebene ist es notwendig, eine tägliche Vitamin D-Zufuhr von rund 100 bis 125 µg Vitamin D zu empfehlen, um einen Serumspiegels von über 30 ng/ml bei praktisch allen Personen einer Gruppe, deren Ausgangswerte an 25(OH)D bei im Mittel ca. 12 ng/ml liegen, zu erzielen (Aloia et al Am J Clin Nutr 2008; 87: 1952-8). Wenn der Ausgangswert an 25(OH)D im Mittel bei 20 ng/ml liegt, ist immer noch eine tägliche Zufuhr von ca. 75 µg Vitamin D notwendig, um bei allen Personen Spiegel an 25(OH)D von über 30 ng/ml zu erzielen. In der ärztlichen Praxis ist es sinnvoll, bei einer Vitamin D-Substitution nach ca. 3-6 Monaten eine erneute Bestimmung der 25(OH)D-Konzentration im Blut vorzunehmen und gegebenenfalls eine Dosisanpassung vorzunehmen. Studien haben gezeigt, dass der Anstieg der 25(OH)D-Konzentration sich bei täglicher, wöchentlicher oder monatlicher Vitamin D-Gabe nicht wesentlich unterscheidet, wenn die insgesamt verabreichte Dosis gleich ist. Allerdings gibt es ebenfalls Hinweise, dass die erwünschten biologischen Effekte bei intermittierender, hoher Gabe geringer sind als bei täglicher niedriger dosierter Gabe. Dies ist möglicherweise auf eine Suppression der $1,25(OH)_2D$-Spiegel bei hoher intermittierender Gabe zurückzuführen. Die tägliche Gabe ist daher zu bevorzugen. Während die Synthesefähigkeit an Vitamin D in der Haut in höherem Alter abnimmt (☞ Tab. 7.4), gibt es keine Hinweise, dass im Alter auch die Vitamin D-Absorption im Darm oder die hepatische Umwandlung zu 25(OH)D reduziert ist.

In Situationen, die mit einem gestörten 25(OH)D-Stoffwechsel einhergehen (☞ Tab. 7.4), kann es grundsätzlich sinnvoll sein, eine Substitution mit einem 25(OH)D-Präparat durchzuführen. In Bezug auf den 25(OH)D-Anstieg im Blut ist die Wirksamkeit von oral zugeführtem 25(OH)D im Vergleich zu nativem Vitamin D meist effektiver. Pro Mikrogramm oral zugeführtem 25(OH)D erhöht sich die entsprechende Blutkonzentration um ca. 1,6 ng/ml. Das entspricht dem maximal möglichen Anstieg bei oraler Vitamin D-Zufuhr (☞ Abb. 7.1).

Tabelle 7.5 zeigt eine Übersicht über die laut Roter Liste in Deutschland im Handel erhältlichen Vitamin D-haltigen Monopräparate. Die Auswahl des Präparates sollte entsprechend der Ursache des Vitamin D-Mangels erfolgen (☞ Tab. 7.4). Bei chronischer Niereninsuffizienz des Stadiums 4 und 5 muss die aktive Form des Vitamin D zugeführt werden. Vitamin D-Analoga werden zur Behandlung von Hypoparathyreoidismus und Pseudohypoparathyreoidismus (Dihydrotachysterol), Psoriasis (Calcipotriol und Tacalcitol) sowie zur Prävention und Therapie eines sekundären Hyperparathyreoidismus bei Patienten mit chronischem Nierenversagen, die hämodialysepflichtig sind (Paracalcitol), eingesetzt.

> Beachte: Da Vitamin D fettlöslich ist, ist es zwingend notwendig, Vitamin D-Präparate stets gemeinsam mit einer fetthaltigen Mahlzeit einzunehmen.

Wirkstoff	Wirkstoffgehalt
Natives Vitamin D	
Vitamin D_3	10 µg, 12,5 µg, 25 µg, 500 µg pro Kapsel
	16,7 µg pro Tropfen
	2,5 mg/ml Injektionslösung
25-Hydroxyvitamin D	
$25(OH)D_3$	5 µg pro Tropfen
aktives Vitamin D-Hormon	
1α-Vitamin D_3	0,25 µg, 0,5 µg, 1 µg pro Kapsel
	0,1 µg pro Tropfen
	2 µg pro ml Injektionslösung
$1,25(OH)_2D_3$	0,25 µg, 0,5 µg pro Kapsel
Vitamin D-Analoga	
Dihydrotachysterol	500 µg pro Kapsel
	38,5 µg pro Tropfen
Paricalcitol	5 µg/ml Injektionslösung
Calcipotriol	50 µg pro g Salbe oder Creme
Tacalcitol	4,2 µg pro g Salbe

Tab. 7.5: In Deutschland erhältliche Dosierungen an Vitamin D-Monopräparaten zur Therapie von Vitamin D-Mangelsituationen bzw. Störungen im Vitamin D-Stoffwechsel.

7.8. Vitamin D-Intoxikationen

Vitamin D-Intoxikation gehen mit einer Hyperabsorption an Calcium und Phosphor einher. Eine Vitamin D-Intoxikation führt zur Hypercalcämie, Hypercalciurie, Weichteilverkalkungen inklusive Gefäßverkalkung und Nephrocalcinose sowie zur Niereninsuffizienz und können letztlich tödlich enden. Experimentell hat sich das Vitamin D/Nikotin-Modell bei Ratten zur Charakterisierung der Arterienverkalkung durch Vitamin D-Überdosierung etabliert. Supra-physiologische Vitamin D-Dosen (7,5 mg/kg Körpergewicht!) plus Nikotin führen bei jungen Ratten rasch zu einer 10- bis 40fachen Erhöhung des Calciumgehalts und einer 80- bis 175fachen Erhöhung des Phosphatgehalts der Aorta. Vitamin D-Intoxikationen gehen stets mit einer ausgeprägten Erhöhung der 25(OH)D-Konzentrationen einher, während die $1,25(OH)_2D$-Konzentrationen sich allenfalls leicht erhöhen, jedoch in der Regel im Referenzbereich bleiben. Wie Supplementationsstudien mit Vitamin D zeigen, steigen bei guter Vitamin D-Versorgung die 25(OH)D-Konzentrationen schwächer an als bei schlechter Versorgungslage (Zittermann Am J Clin Nutr 2003; 78:496-7). Dies muss als gewisser Schutz gegenüber Intoxikationen angesehen werden. Erst bei massiv erhöhter oraler Zufuhr – und möglicherweise durch die Aktivierung zusätzlicher hepatischer Enzyme, die zur 25-Hydroxylierung von Vitamin D führen – kommt es dann auch zu einem massiven Anstieg an 25(OH)D im Blut.

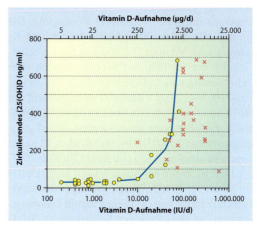

Abb. 7.3: Anstieg an 25-Hydroxyvitamin D in Abhängigkeit von der oralen Vitamin D-Dosis (nach Vieth Am J Clin Nutr 1999; 69: 842-56).

Experimentell kann mittlerweile auch eine Vitamin D-Intoxikation durch eine exzessive Erhöhung der $1,25(OH)_2D$-Spiegel erzeugt werden. Studien an genetisch modifizierten Mäusen wie der Fibroblast Growth Factor-23 -/- und der Klotho -/- Maus, die beide einen gestörten Mineralstoffwechsel aufgrund von sehr hohen $1,25(OH)_2D$-Spiegeln aufweisen, zeigen Anzeichen von frühen Alterungsprozessen inklusive Wachstumsretardierung, Osteoporose, Atherosklerose, Weichteilverkalkungen, immunologische Störungen, Atrophie von Haut und anderen Organen, Hypogonadismus und eine kurze Lebensdauer. Durch Normalisierung des Vitamin D- und Mineralstoffwechsels können diese Veränderungen normalisiert werden.

Im Gegensatz zur Prävalenz des Vitamin D-Mangels werden Vitamin D-Intoxikationen jedoch nur in Einzelfällen bei Erwachsenen beschrieben. Das Risiko von Vitamin D-Intoxikationen ist demnach in der Allgemeinbevölkerung extrem gering. Fälle von Vitamin D-Intoxikationen sind beim Erwachsenen beobachtet worden nach der Verabreichung von sehr hohen therapeutischen Dosen von Vitamin D_3 an Patienten mit manifester Osteoporose (tägliche Mengen im mg-Bereich über Wochen, Monate und Jahre), durch Einnahme eines Over-the-Counter Produktes in Nordamerika, das die 26 bis 430-fache der vom Hersteller angegeben Menge an Vitamin D_3 aufwies, die bei 50 µg/g Pulver lag, und bei dem eine Person täglich Vitamin D in Höhe von 3900-65100 µg (!) aufnahm sowie in Verbindung mit einer versehentlich stark überhöhten Anreicherung der Konsummilch mit Vitamin D_3 (> 550 µg/0,946 Liter) in einer amerikanischen Molkerei, wodurch mehrere Konsumenten der Milch Symptome einer Vitamin D-Intoxikation entwickelten. In früheren Jahrzehnten wurden in der ehemaligen DDR intermittierend hoch dosierte Mengen an Vitamin D_2 an Säuglinge im Rahmen der Stoßprophylaxe gegen Rachitis verabreicht (mehrmals 15 mg Vitamin D_2 innerhalb der ersten 18 Monate des Lebens). Die Menge entsprach umgerechnet etwa 25 bis 50 µg Vitamin D_2/kg Körpergewicht und Tag. Die Maßnahme führte zu 25(OH)D-Serumspiegeln deutlich über 200 ng/ml und auch zu Hypercalcämien und Hyperphosphatämien. Ebenfalls wurde vermutet, dass diese Strategie für die Gefäßverkalkungen, die an Kinderleichen in der ehemaligen DDR gefunden wurden, verantwortlich war. In Großbritannien erfolgte während der späten 1940er und frühen 1950er Jahre eine umfangreiche Anreicherung von Milchpulver und anderer Babynahrung mit Vitamin D. Zusätzlich bestand die Empfehlung, täglich weiter Vitamin D-Supplemente einzunehmen, so dass die Gesamtzufuhr täglich über 25 µg, teilweise bis zu 100 µg bei den Säuglingen betrug. Es traten Fälle von Hypercalcämie auf, die wieder verschwanden, als die umfangreiche Anreicherung der Säuglingsnahrung rückgängig gemacht wurde (Zittermann Br J Nutr 2003; 89:552-72).

Es gibt keine Berichte bei gesunden Erwachsenen über Vitamin D-Intoxikationen nach intensiver Sonneneinstrahlung. Die Vitamin D-Synthese erreicht in der Haut ein Plateau, wenn ca. 15 % des 7-Dehydrocholesterol in Vitamin D umgewandelt sind. Danach werden Vitamin-D-inaktive Substanzen wie Lumisterol und Tachysterol gebildet (☞ Abb. 1.2). Basierend auf den Mengen an Vitamin D, die in der Haut täglich synthetisiert werden können, sind bei der oralen Zufuhr Mengen bis 250 µg täglich (ca. 3-5 ug/kg Körpergewicht) und Blutspiegel bis 150 ng/ml als sicher anzusehen (Zittermann & Koerfer Mol Aspects Med 2008; 29:423-32).

Fazit

8. Fazit

Das vorliegende Buch konnte aufzeigen, dass ein Vitamin D-Defizit im Vergleich zu einer adäquaten Vitamin D-Versorgung mit einer Reihe von chronischen Erkrankungen assoziiert ist. Zunehmend liegen auch prospektive randomisierte Studien vor, die einen Vitamin D-Mangel als einen ursächlichen Faktor nicht nur für das Auftreten von Knochenfrakturen, sondern auch für kardiovaskuläre Ereignisse, Tumore, Infektionen und für eine gestörte Glukosetoleranz erscheinen lassen. Am wichtigsten sind jedoch Daten, die auf eine erhöhte Mortalität im Vitamin D-Mangel hindeuten. Aufgrund ungünstiger geographischer und klimatischer Bedingungen sowie durch unsere Lebensweise ist ein Vitamin D-Mangel in Deutschland weit verbreitet. Empfehlungen zur Prävention von Hautkrebs sowie die geringe Verfügbarkeit ausreichender Mengen an Vitamin D in Lebensmitteln und Supplementen erschweren derzeit die Bekämpfung des Vitamin D-Mangels. Mit Ausnahme des Säuglingsalters, in dem eine effektive Rachitisprophylaxe durchgeführt wird und dadurch eine adäquate Vitamin D-Versorgung gewährleistet ist, sind praktisch alle Bevölkerungsgruppen als vulnerabel für einen Vitamin D-Mangel anzusehen. Es ist daher wichtig, sowohl auf Bevölkerungsebene als auch in der ärztlichen Praxis Abhilfemaßnahmen zu ergreifen, um den Vitamin D-Mangel in den nächsten 5-10 Jahren in Deutschland auszumerzen. Notwendige Schritte sind eine Kombination von adäquaten Anreicherungsmaßnahmen, der Verfügbarkeit von adäquat dosierten Supplementen sowie gewissenhaft durchgeführter Exposition gegenüber natürlicher und künstlicher UVB-Strahlung.

Für die klinische Praxis stehen verschiedene Vitamin D-Monopräparate in unterschiedlicher Dosierung zur Verfügung. Als Zielwert an 25(OH)D im Blut werden 30-40 ng/ml empfohlen. Nach 3 Monaten sollte die Effektivität einer Vitamin D-Substitution durch erneute Bestimmung des 25(OH)D-Spiegels überprüft werden (Souberbielle et al. Autoimmun Rev. 2010, epub ahead of print) und ggf. eine Dosisanpassung erfolgen.

Index

Index

A

Adipositas 62
Allergien 45
Analytik 22
Anämie 54
Anreicherung 59
Arthritis 54
Assay-Methoden 22
Ausdauerleistung 37
Autoimmunerkrankungen 54

B

Beckendeformation 24
Biosynthese 14
Blutspiegel 18, 23, 64
Breitengrad, geographischer 14, 16, 26
β-Zellen 47

C

Calcium 30
Calcium-Homöostase 17, 18
Cathelicidin 44
Cholecalciferol 10

D

7-Dehydrocholesterol 10
DBP 16
Dendritische Zellen 46
Depression 54
DEVID-Studie 27
Diabetes mellitus 47
Dosierungen 66

E

Ergocalciferol 10

F

FGF-23 32
Filtrationsrate, glomeruläre 42, 44
Folgeerkrankungen 34
Frakturprävention 38
Frakturrisiko 37

G

Gefäßkalzifizierungen 38
Glukose-Homöostase 48
GNHIES 26

H

25-Hydroxylase 16, 42, 53
Halbwertzeiten 17
Hämoglobin 54
Haut 14
Hautpigmentierung 16
Hauttuberkulose 44
Hauttumore 50
Hauttyp 15, 16
Herz-Kreislauferkrankungen 31
Historisches 10

Höhenlage 15
Hypercalcämie 66
Hyperparathyreoidismus, sekundärer 30, 38, 43
Hypertonie 39

I

Immunomodulation 46
Immunsystem 44, 45
Infektionen 44
Influenza 45
Insulinresistenz 48
Intoxikation 16, 24, 66

K

Kalzifizierungen 43, 66
Kardiovaskuläre Erkrankungen 38
KHK 38
KiGGS 27
Kinder und Jugendliche 27
Knochenformation 38
Knochenresorption 31
Kolonkarzinom 52
Kreuzreaktivität 22

L

Lebensmittel 59
Leber 16
Lumisterol 10
LURIC-Studie 41

M

Makrophagen 44
Mammakarzinom 53
Mangelursachen 63
Melanom 50
Melanozyten 15
Metaboliten 17
Mineralstoffhaushalt 43
Minimale Erythem-Dosis 14
Monopräparate 66
Morbidität, kardiovaskuläre 40
Mortalität 11, 54
 kardiovaskuläre 40
Multiple Sklerose 48
Muskelfunktion 36
Myokardinfarkt 38, 40
Myopathie 36

N

Niere 16
Nierenfunktion 43
Niereninsuffizienz 32, 42
 Stadien 42

O

Organwirkungen 36
Osteomalazie 23, 58
Osteoporose 37, 67

Stichwortregister

P

Parathormon	30
Phosphat-Homöostase	18
Phosphor	30
Photosynthese	10
Präeklampsie	53

R

Rachitis	10, 23, 26, 44
Referenzbereich	25
Rezeptor	17
Risikogruppen	62
RXR	17

S

Schizophrenie	54
Schlaganfall	40
Schwangere	53, 59
Schwankungen, saisonale	26
Senioren	27
Sonnenbäder	52
Sonnencremes	15
Sonnenexposition	50
Speicherung	62
Stoffwechsel	16
Störungen, endokrine	25
Strukturformeln	10
Sturzprävention	36
Supplemente	61
Symptomverbesserung	25
Synthese	10, 18

T

TACE	43
Tachysterol	10
Tuberkulose	12
Tumorerkrankungen	52
T-Zellen	45

U

Umrechnungsfaktoren	10, 23
UVA-Strahlung	14, 51
UVB-Strahlung	10, 14, 48, 51, 52
UV-Expositionszeiten	15
UV-Index	14

V

VDR	17
VDR Knockout Mäuse	34
VDRE	17
Versorgungslage	26
Versorgungsoptimierung	58
Versorgungsstadien	23, 24
Vitamin A	11
Vitamin D_2	10, 19
Vitamin D-bindendes Protein	16

W

WHI-Studie	41

Z

Zell-Wirkungen	17
Zufuhr	61
Vitamin D-Status, adäquater	62
Zufuhrempfehlungen	58
Zytokine	32

Klinische Lehrbuchreihe
... Kompetenz und Didaktik!

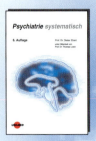 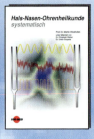 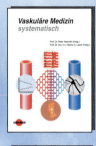 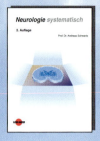 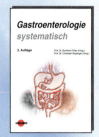
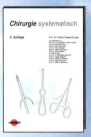 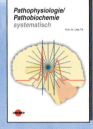 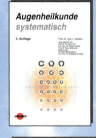 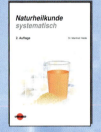 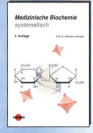
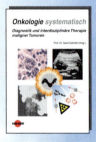 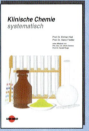 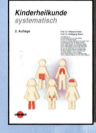 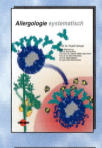 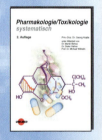
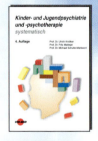 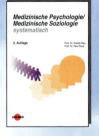 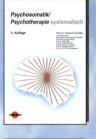 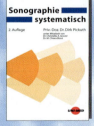 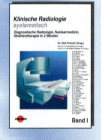
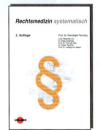 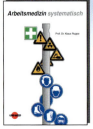 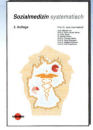 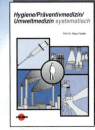 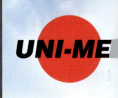

Diagnostik • Therapie • Forschung
UNI-MED SCIENCE –
Topaktuelle Spezialthemen!

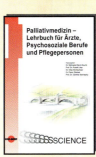

Palliativmedizin – Lehrbuch für Ärzte, Psychosoziale Berufe und Pflegepersonen
1. Auflage 2009, 208 Seiten,
ISBN 978-3-8374-1139-3

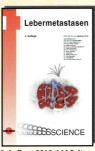

Lebermetastasen
2. Auflage 2010, 144 Seiten,
ISBN 978-3-8374-1215-4

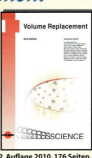

Volume Replacement
2nd edition
2. Auflage 2010, 176 Seiten,
ISBN 978-3-8374-1166-9

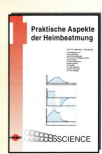

Praktische Aspekte der Heimbeatmung
1. Auflage 2010, 112 Seiten,
ISBN 978-3-8374-1200-0

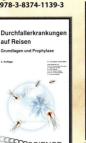

Durchfallerkrankungen auf Reisen – Grundlagen und Prophylaxe
2. Auflage 2010, 72 Seiten,
ISBN 978-3-8374-1189-8

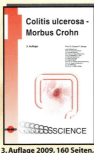

Colitis ulcerosa – Morbus Crohn
3. Auflage 2009, 160 Seiten,
ISBN 978-3-8374-1159-1

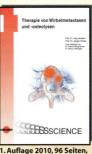

Therapie von Wirbelmetastasen und -osteolysen
1. Auflage 2010, 96 Seiten,
ISBN 978-3-8374-1046-4

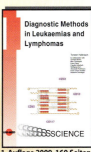

Diagnostic Methods in Leukaemias and Lymphomas
1. Auflage 2009, 160 Seiten,
ISBN 978-3-8374-1156-0

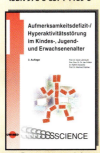

Aufmerksamkeitsdefizit-/Hyperaktivitätsstörung im Kindes-, Jugend- und Erwachsenenalter
3. Auflage 2009, 160 Seiten,
ISBN 978-3-8374-1119-5

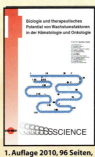

Biologie und therapeutisches Potential von Wachstumsfaktoren in der Hämatologie und Onkologie
1. Auflage 2010, 96 Seiten,
ISBN 978-3-89599-282-7

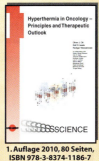

Hyperthermia in Oncology – Principles and Therapeutic Outlook
1. Auflage 2010, 80 Seiten,
ISBN 978-3-8374-1186-7

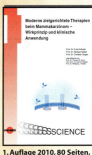

Moderne zielgerichtete Therapien beim Mammakarzinom – Wirkprinzip und klinische Anwendung
1. Auflage 2010, 80 Seiten,
ISBN 978-3-8374-1148-5

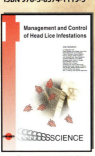

Management and Control of Head Lice Infestations
1. Auflage 2010, 144 Seiten,
ISBN 978-3-8374-1203-1

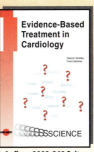

Evidence-Based Treatment in Cardiology
1. Auflage 2009, 360 Seiten,
ISBN 978-3-8374-1173-7

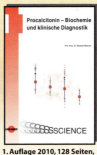

Procalcitonin – Biochemie und klinische Diagnostik
1. Auflage 2010, 128 Seiten,
ISBN 978-3-8374-1198-0

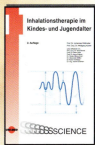

Inhalationstherapie im Kindes- und Jugendalter
2. Auflage 2010, 88 Seiten,
ISBN 978-3-8374-1210-9

Alle Details zu unseren Büchern aktuell unter www.uni-med.de

...und ständig aktuelle Neuerscheinungen!

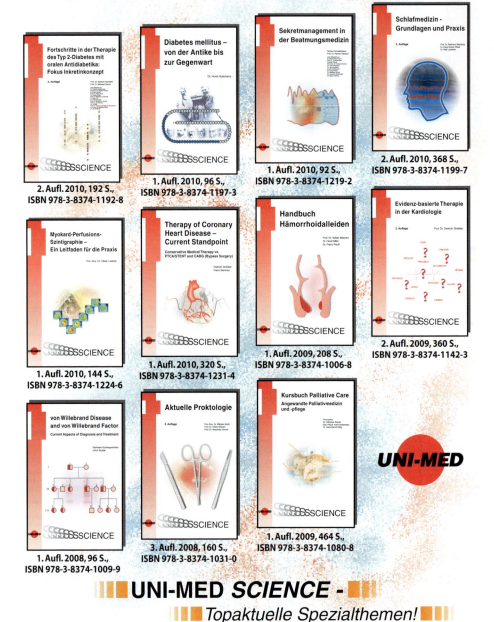